告别失眠的折磨

［英］杰西米·希伯德

乔·乌斯马　著

余　静　译

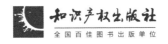

知识产权出版社

全国百佳图书出版单位

图书在版编目（CIP）数据

告别失眠的折磨/（英）希伯德（Hibberd，J.），（英）乌斯马（Usmar，J.）著；余静译. — 北京：知识产权出版社，2015.8

（心理自助口袋书）

书名原文：This book will make you sleep

ISBN 978-7-5130-3696-2

Ⅰ.①告… Ⅱ.①希… ②乌… ③余… Ⅲ.①失眠—防治 Ⅳ.①R749.7

中国版本图书馆CIP数据核字（2015）第183837号

责任编辑：刘丽丽　　　　**责任校对**：孙婷婷
封面设计：陶建胜　　　　**责任出版**：刘译文

告别失眠的折磨

［英］杰西米·希伯德　乔·乌斯马　著
余　静　译

出版发行	知识产权出版社有限责任公司	网　　址：http://www.ipph.cn
社　　址：北京市海淀区马甸南村1号（邮编：100088）		天猫旗舰店：http://zscqcbs.tmall.com
责编电话：010-82000860 转 8252		责 编 邮 箱：liuli8260@163.com
发行电话：010-82000860 转 8101/8102		发 行 传 真：010-82000893/82005070/82000270
印　　刷：北京科信印刷有限公司		经　　销：各大网上书店、新华书店及相关专业书店
开　　本：880mm×1230mm　1/32		印　　张：6.625
版　　次：2015 年 8 月第 1 版		印　　次：2015 年 8 月第 1 次印刷
字　　数：88 千字		定　　价：28.00 元

ISBN 978-7-5130-3696-2
京权图字：01-2015-5005

作者的话

我们生活在一个快速变迁的时代,有时你可能感觉生活多艰。我们常常身不由己,被迫面临不同的选择。我们也常常疲于应付那些被我们自己刻意隐藏的压力和来自外界的压力。我们选择自由度越大,责任也就越大,而且这种责任也会成为压力、不幸福和自我怀疑的温床。一般来说,极少有人(如果有的话)会觉得他们在工作、人际关系和生活中的表现十分完美。大部分人或多或少都需要得到一些帮助去改善情绪,改变生活方式,从而使自己生活得更愉悦。

这一系列丛书的目的是帮助你理解为什么你会像现在这样去感受、思考和行动,本套丛书会提供一些方法帮助你做出积极的改变。我们摒弃复杂的医学术语,尝试把话讲得易懂、连贯和具有趣味性,因为我们知道你想要尽快看到改善。这则简短与实用的指导会向你展示如何集中思维、产生应对策略、学习实用技巧，以更加积极和有用的方式面对一切事情。

我们认为帮助不应该带有迷惑性，不应价值高昂或像施恩似的。我们用我们认为有帮助的轶事和案例来阐述专业的经验和最新的研究，希望你也觉得有帮助。我们根据需要，分了几个特定的主题，如睡眠、幸福、自信和压力。你可以根据自己的爱好去选择阅读主题。

我们的依据是认知行为疗法（CBT）框架。CBT 是一种值得相信的疗法，它成功地治疗了多起不同的病例。我们相信它能帮助你应对所面临的任何睡眠问题。

在书中，你会不时看到一种名为思维导图的图表，它们简单易用，便于理解。基于认知行为疗法，思维导图展示你的思维、行为、生理上和情感上的感受，这四个方面互相联结，从而把问题分解，使得问题不再难以解决，难以改变。

文中有练习和核查表来引导你，通过练习来改变你的感受。因为只阅读理论可能使你感觉枯燥无趣，所以我们尽量使这本书简单易懂，帮你改变部分生活习惯。而确保你长期感觉良好的唯一方法，就是把你所学的一切付诸实践，改变你的日常生活经验。

你一定想变得感觉更好，这本书恰能教会你怎样感觉更好。

祝你好运！登录我们的网站 www.jessamyandjo.com，联系并且告诉我们你一直在改变。

前　言

无论你怎么命名睡眠，叫它打盹、微醺还是小睡，睡眠都是我们生活中不可或缺的一部分。睡眠是生命所需，你无法停止，正如你不能选择停止呼吸一样。睡眠是我们身体的一项自行运转功能，如果你睡不着，你就会恐慌、沮丧、十分疲惫。

我们一生中大约有三分之一的时间处于睡眠状态，或者说如果我们的身体机能正常，依照需求，我们应该用三分之一的时间来睡眠。然而，当你躺在床上数羊一直数到闹铃响起，你会感受到有一种绝望排山倒海而来，这时睡眠问题开始影响你的日常生活。当你睡眠正常时，你可能注意不到它；但当你不能正常睡眠时，睡眠就变成挥之不去的困扰。这就像牙疼一样——那种痛占据你整个脑海，影响你做事，也影响你的感受。当你不能成眠时，你会诅咒你自己没有珍惜以前那些曾经习以为常的幸福夜晚。

为了生存，我们必须睡觉。睡眠时，你不仅仅是陷入昏睡，你的心理和生理都在经历着特别的变化。事实上，你饿着肚子也能生存，但缺乏睡眠就不一定了。你的身体和大脑在白天工作越辛苦，你就愈需要更多的休息，这就是失眠会带来惊人后果的原因。

且不论这个，当今我们比以往任何时候更难入睡。结束一天的工作，我们回到家，打开电视、网络，看看Facebook 上的消息，逛逛推特，处理一些或公或私的邮件。手机开始变得日常化，把互联网和社会媒体带进我们生活的各个角落——所有这一切持续不断地吸引我们的注意力，使我们更难以放松入睡。

好消息是，虽然你无法强迫自己入睡，但你能做许多事情去促进自己的睡眠。无论你难以成眠的时间只有一夜，还是已经持续一周、一月甚至是一年，这本书都可以提供给你一些方法来帮助你获得积极的休息。

睡眠问题

本书专门解决那些与入睡、睡眠、早醒和失眠有关的问题。我们不会关注与睡眠有关的呼吸杂乱、不宁腿综合征、梦游、嗜睡症、睡眠过度、夜惊问题，或者其他异态睡眠问题。

如果你正遭受上述任何一种情形折磨，或者你长期面临严重的睡眠问题，那么你应该考虑拜访医生，检查一下，因为你可能需要专业医生的帮助。

我们在这本书中建议的技术和策略将开启更加自然的睡眠模式，并且可以配合你的医生的治疗，你可以双管齐下。

为什么失眠影响你？

不能入睡的原因有很多，比如压力，重大生活事件，睡眠环境的变化，健康原因，等等。或者也许你已经好几年都没有得到足够的休息了，并且你已经把这种常态的疲劳当作了一种生活方式。

失眠可能会让你格外孤独（尤其是当你身边睡着一位欢快打鼾的床伴时）。它可能使你意志消沉，消极倦怠并且相当愤怒。但请相信你绝不孤独。因为在任一时刻，25% 的英国人和 5000 万～7000 万美国人正经历着影响他们日常生活的睡眠障碍。虽然这个数字不足以安慰你，但它至少应该能让你感到，你不是这世上唯一一个在凌晨三点因睡不着而惊慌的人。

在当今"战胜一切"的快节奏社会中，白天的时间似乎总是不够用——睡眠便成了首要的受害者。你可能会牺牲睡眠时间来工作或社交，或者躺在床上想想明天要做的事。不幸的是，牺牲睡眠是得不偿失的，你养成的任何一种消极睡眠模式都会让你的生物钟紊乱。当你因为睡不着感到有压力时，你可能还没注意到需要终结那些使你睡眠情况恶化的事情。你的思考方式开始混乱，导致你的行为异常，使你的身体每况愈下，让你的情绪脱离轨道。

睡眠问题看似挺吓人，但仍有简单而有效的方法让一切回到正轨，仍有简单的办法让你安然入眠。

我们是谁？这本书是关于什么的？

大多数人在一生中的某些时侯都会受到缺乏睡眠的困扰——这就是我们写这本书的原因。我们都曾经历过心烦意乱，经历过躺在床上翻来覆去的时刻，所以如果有这样一本关于睡眠的书，它就可能会对你有所帮助。你会发现这本书简炼、易懂，并且符合你的需求。书中易于操作的策略和技巧，对你的现在和未来都会有帮助。（我们也列出了一些延伸阅读的资料，请参考本书最后。）我们希望志趣相投的人能在本书中找到共鸣，也希望这本书能帮助他们找到应对睡眠问题的自信。

睡眠影响你的思维、行为、情绪和生理感受，因此毫不夸张地说，解决睡眠问题将改变你的生活。

这本书如何起作用？

这是一本非常实用的书，是能让你睡得更好的指南。我们强烈建议，如果你想要有一个长期而积极的变化，你需要投入时间尝试其中的策略。我们给出的技巧都已经被证明是有效的。你需要做的，就是打破糟糕的睡眠习惯，尝试积极的新习惯。

一些活动可能短期内就有效果，但是另外一些活动则需要一定的时间和练习来养成习惯。这就像其他任何事务一样：你做的越多，事情也变得越简单——熟能生巧。如果你能把这些小技巧运用到你的日常生活中，我们100%保证你的睡眠质量一定会提高。

我们将展示给你如何用睡眠日记帮助你了解自己是如何睡眠的（见第3章）。睡眠日记听起来似乎过程漫长，但它真的非常有效。把事情写下来，会使你逻辑和理智地思考睡眠到底是怎样的，关于它你到底是怎么想的，以及你是如何感受它的。（当你疲惫时，你会完全失去逻辑和理智）。记日记是细化问题的有效方法，可以使问题变得易于应对，并且当你回顾时，你会发现这是一种激励，让你知道自己已获得了很大的进步。

正如前面提到的，我们在本书中运用了认知行为疗法框架（见第2章），因为它非常有效，是一种解决当下的问题聚焦的取向。你将学到一系列规则，它们不仅能帮助你解决睡眠问题，而且能让你终生受益。

如何从书中获取更多

- 按顺序阅读章节，因为后一章都是以前一章为基础的。
- 尝试所有策略（书中标有符号 Ⓢ 的内容），而不是仅仅走马观花地尝试其中一些，忽略另一些。这些技巧是有效的！尝试它们，你才最有可能睡得更好。

- 为这本书买一个新的笔记本。其中的一些策略需要写写画画（包括上文中提到的日记）。把事情记录下来会使得这些事情显得很重要，并且能让你看见自己取得了多大的进步。这些都可以激励你自己。

- 打破旧习惯需要一段时日（大约 21 天），因此如果你没有马上睡得如婴儿般香甜，请不要灰心丧气。如果你坚持使用这些策略，它们会奏效的。

失眠不是你非得要背负的东西。你能重新控制睡眠，重新开始安然入睡。

目　录

01

当你睡觉的时候

这一 章解释了睡眠到底是什么，为什么我们需要睡眠，什么样的事情会扰乱睡眠。了解你为什么晚上翻来覆去睡不着，进而帮助你找出需要注意的事情，以便你睡得更好。

什么是睡眠？

睡眠是一只小怪兽，为了弄清楚当我们睡着时发生了什么，科学家们经历了一个又一个不眠之夜。打盹的过程其实相当复杂，然而，有一件事情大家都同意，即睡眠对维持大脑和身体的运行是很重要的。没有睡眠，我们就像一具行尸走肉（一种通宵熬夜之后的状态）。

通过睡眠，我们恢复和重新蓄积能量。这是一个活跃的过程，当你梦见自己中彩票，或者穿过香槟酒泉时，你的身体正在执行一系列对生命而言非常重要的活动。睡眠影响我们使用语言、保持注意力以及总结所看所听的能力。我们的大脑十分繁忙：过滤信息，形成记忆，筛选出情感细节，然后创造出新的见识和想法。在睡眠中，我们总结白天所学，醒来时则表达感受和做出行为。这是我们的心理过程。与之相同，身体过程也非常有趣。你的身体放松，陷入到一种瘫软状态，阻止你依梦做事。内分泌系统（管理诸如新陈代谢、生长和修复的一系列腺）开始生效，分泌促进睡眠的激素。

关于睡眠的事实

失眠是医生听到最多和最普遍的抱怨。在英国，51.3% 的成年人在晚上翻来覆去，难以入睡，其中 10% 的成年人患有失眠症（长期难以获得足够的、不间断的睡眠）。这种危险的失眠症在 65 岁以上人群中占 20%。因此，失眠被看作是一种主要的公共健康问题，就一点也不令人惊讶了。在 2001 年，英国国家统计办公室做了一项大型研究，调查英国常住人口中最为关注的健康问题。睡眠失调和疲劳成为报告次数最多的健康担忧。那些失眠患者也报告了失眠症如何剧烈地影响他们的精神和情感健康。

可以想象，失眠不仅仅是英国的问题。每一年，全球花在睡眠上的处方药物、非处方药物和其他睡眠解决途径上的钱相当于数十亿英镑。美国行为风险因素管控系统调查（2009）发现，在接受调查的74571个美国人中，37.9%的人报告在过去的一个月里白天至少有一次打瞌睡。白天打瞌睡不仅不方便（并且有点尴尬），可以说还是相当危险的。

睡眠是必须的。你需要有规律的睡眠，并且无论你多努力，也不可能停止对睡眠的需求。如果你十分疲惫，但又睡不着，那是相当可怕的。然而，不要恐慌。这本书将帮助你应对和快速战胜睡眠匮乏和睡眠失调问题。

睡眠匮乏的等级

每个人都是不同的，因此每个人所需的睡眠质量和数量有很大不同。与一些流行观点相反，我们认为，没有适合每一个人的、所谓的"最佳"睡眠时间。

平均来说，大部分成年人每晚睡 7~8 个或 8.5 个小时。然而，一些人仅仅睡 4 个小时就精力充沛（来自拉伯运大学睡眠中心的数据：仅有 1% 的人是这种情况），但另一些人则可能需要每晚睡 9 个或者 10 个小时。对于睡眠，没有什么黄金法则。睡眠完全是个人行为。你一晚上需要 6 个小时的睡眠达到最佳状态，然而和你同龄、同性别、同身高的人可能需要 8 个小时。我们难以总结和猜测你的身体是怎样调节你所需睡眠量和你实际得到的睡眠量的。这就是为什么你必须相信你的生理和心理的真实感受，而不是你觉得你应该怎么想。如果每天晚上睡 5 个小时你会觉得累，那么这就表明你需要多于 5 个小时的睡眠。你的身体不会说谎。

缺乏睡眠会如何影响你，这也完全是一个个人问题。根据某些伦理道德法则，人们很少进行关于睡眠剥夺的实验。在 20 世纪 50 和 60 年代，一些测试（曾引起很多反对之声）表明了睡眠的重要性。长期失眠给测试对象带来的生理和情感影响非常大——这就解释了为什么不让人睡觉是一种极其恶毒的折磨。为了生存，我们必须睡觉。

你的年龄、生活方式、饮食和关于睡眠的想法都会影响你所需的睡眠时间。你需要改变对于睡眠的看法和感受，这是使你获得更好睡眠的关键——无论你是偶尔失眠、规律性地失眠抑或真正患有失眠症。

什么是失眠症？

失眠症是一种长期的睡眠问题，它是指在持续一个月的时间里，每周至少有三晚失眠。当你尝试入睡时，你的身体和大脑被唤醒，从而导致低质量睡眠、消极思维和消极行为模式。

最常见的失眠症状有：

- 难以入睡——也称之为"入睡性失眠"。这是一种最普通的睡眠问题。对一些人来说，他们要花很久的时间入睡，但一旦睡着，他们的睡眠质量会很好。

- 难以保持睡眠——也叫"易醒性失眠"，这是第二大睡眠问题。这种病症的特征是，深夜频繁醒过来，然后难以重新入睡。
- 早上醒来得太早，难以重新入睡。
- 睡眠质量不尽人意。一些人睡觉很轻，容易出现不安的、易受干扰的和断断续续的睡眠。这些人易怒、疲惫，并且第二天没什么精神。

这些症状有可能是毒品、药物或者医学治疗（例如嗜睡症或者广义性焦虑症）带来的副作用，因此将这些因素消除掉十分重要。

好消息是，你能主动做一些事情，防止自己从有规律但时时发生的劣质睡眠转变成失眠症。

什么使我们睡眠？

有两个过程一起作用，共同调节我们的睡眠：
- 睡眠同态调节器控制我们对睡眠的渴望
- 生理节律控制我们什么时候睡眠

睡眠同态调节器：单词"homeostasis"来源于希腊词根"homeo"，意思是"常态"，而"stasis"意思是"稳定"。它指的是，在我们身体中，维持我们身体常态和稳定的一系列复杂过程。睡眠同态调节器决定了，我们需要多少睡眠取决于我们已经获得多少睡眠和我们觉得有多疲惫。例如，如果只小睡几个小时，你的同态调节器会让你感觉迟缓，告诉你要去补觉，从而让身体能正常运转。你可以把同态调节器想象成一个内部的收债人，你欠身体一些睡眠，而你的睡眠同态调节器则负责收取你应付的那些睡眠。

生理节律：这是生物钟的另一个名字。你的身体在24小时的周期内，有计划地对光线和黑暗做出反应。每个人的生物钟都稍有不同——你可能是上午精神特别好的那种人，其他人则可能下午或晚上精力充沛。这都是由"睡眠荷尔蒙"褪黑激素控制的。当天黑的时候，你的大脑指令松果腺分泌更多的褪黑激素，使你感觉疲惫。当天亮了，褪黑激素分泌减少，你会感觉更加清醒。这就是为什么倒班工人和经历漫长黑暗冬天的人们（如斯堪的纳维亚地区的人）会得季节性情绪紊乱症（SAD）。这些人会比平常时候或者理想状态下（考虑到他们需要工作）分泌更多的褪黑激素，从而导致经常性疲劳，使他们情绪低落。如果再加上寒冷的话，就解释了为什么我们大多数人会在冬季渴望冬眠，在黑暗的夜里不太愿意出去冒险。

睡眠债务

睡眠债务可以让你很容易明白当你睡眠不足时发生了什么。你借的债越多（即你欠缺的睡眠越多），你感到越疲劳。值得庆幸的是，你的睡眠同态调节器（收债人）不要求你立刻偿还你所需要的全部睡眠。你可以在第二天晚上，或者接下来的几周里，甚至是几个月里偿还。

因此，如果有一晚上或者零星的几个晚上你没睡好，也不必害怕。研究表明，即使只睡两个小时，也足够保护大脑功能免于受损，只要这样的晚上不太多。你可能不是处于最佳状态，但你会调节好。你需要记住的关键事情是，偶尔睡眠不足是可以调节的，但是长期睡眠不足就会有问题。

还有更多的好消息：事实上你只需要补充缺失的 1/3 睡眠，你就能回到最佳状态。例如，如果露西一晚上需要 6 个小时的睡眠时间来保持精力充沛，前两个晚上她每晚只睡了 3 个小时，因此现在她只要补上 2 个小时的睡眠就能恢复（1/3 的债务）。而且，她不需要在限定的时限内补回缺失的睡眠时间。你的身体会补充你所缺失的东西，并且在你真正获得的和你所需要的之间维持一种平衡。

睡不着的后果

坦率地讲，规律性失眠的后果是灾难性的。它会影响你的思维、行动以及情感和生理感受。这些消极的感受和行为不仅仅出现在晚上，还会发生在白天，即使事实上你能将任务处理好，但是你仍然会担心。

在生理上，你会感到疲惫、疼痛、麻木和缺乏判断力。而且，你会反应迟缓，手眼不协调，从而显得笨拙。一项调查睡眠和生理健康关系的研究显示，失眠患者更容易得心脏病、高血压、神经病性疾病、长期疼痛、呼吸性、泌尿性和消化性疾病。是不是很可怕？

失眠会成为你终日的苦恼。你总会担心现在怎么办或者将来怎么办，并且一直努力地预测和控制睡眠。如果在工作或家庭中出现压力，你对失眠的恐惧就会像滚雪球一样，越变越大。而且相对于应对复杂的生活事件，睡眠会轻易成为你最主要的关注点。你处理事情的优先顺序被打乱——你放弃解决导致失眠的根源问题，只是努力解决睡眠问题，而且你没有意识到你是在把自己置于更大的压力下，耽误了两类问题的解决。因为晚上没法加工信息，你的记忆开始紊乱。你的思维变得跳跃，因为你很容易就分心。

在情感上，睡不着使你情绪低落。你会感到沮丧、害怕、孤独，你开始想事情是否能变好。你可能开始变得敏感和情绪化，对失眠怎样影响你和你能为失眠做什么感到焦虑。

最后，缺乏睡眠对你的行为有很大影响。你可能开始错过工作或者社交活动，感觉好像你不能做好你应该做的。这可能影响你的家庭、朋友或者伙伴和工作。你可能开始改变你的日常作息，白天小睡或者熬夜到很晚，但是这些只会持续你的失眠或者加重失眠。

当你处在这种失眠状态时，你的生物钟不能正常工作——你太过专注于睡眠和睡不足的结果，你已经破坏了睡眠的自然过程。你越渴望睡眠，睡眠就愈不可得——它总是喜欢捉迷藏。

什么因素影响你的睡眠？

年龄

影响睡眠的首要因素是年龄。新生儿几乎整天都在睡觉，只是偶尔醒来觅食，而青少年虽然需要的睡眠时间比儿童少，但也需要一定量的睡眠（少年需要的睡眠多一点）。因而，当你越长越大，你所需的睡眠越来越少，你的睡眠类型发生改变。你在生理上不再生长，因此你的身体不需要等量或等强度的休息时间。当你年老时，你的睡眠变轻，更易惊醒，你开始在白天打瞌睡，晚上睡得少。

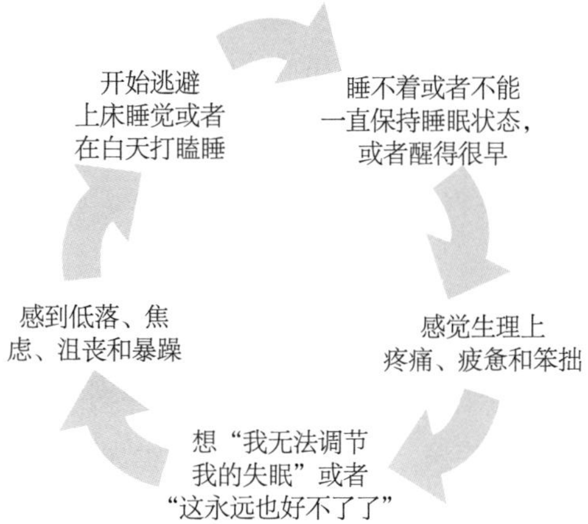

图 1.1　睡眠匮乏的恶性循环

生活方式和环境

你周围的环境对你的睡眠有很大影响。太冷或太热，房间灯光太亮或太吵，来到新地方，或者你旁边睡着一个鼾声震天的人，这些都会影响你的睡眠。饮食、锻炼和工作时间对睡眠也有影响。

压力、焦虑和情感剧变

如果你有压力或者担心生活中即将发生某些事情（包括睡眠本身），你会发现很难入睡。很多生活事件，无论它是积极的（如结婚或找到新工作）或消极的（如财政压力、离婚或悲痛），它们都可能会让你要么晚上睡不着，要么早上醒得早。

生理健康

你不可能在鼻塞、耳朵疼或者背疼的情况下还能睡着。你不能呼吸，或者一动就疼，你又如何入睡呢？一些长期的疾病，如骨质疏松或者糖尿病会极大地扰乱你的睡眠模式。解决生理疾病对解决睡眠问题有显著效果。正如我们在前言中提到的，如果你认为你患有睡眠窒息（一种在睡眠时的呼吸暂停）、梦游或者抖腿症，那你应该联系医生。然而，如果是鼾声让你无法入睡，99% 的情况都能够用简单的方法治愈。

精神健康

糟糕的睡眠会增加精神健康问题的风险或者成为精神健康问题的症状之一，或者二者兼具。如果你认为你有心理问题，如抑郁、广泛性焦虑症或者创伤性后遗症，那么请去看医生，同时请参考此书。如果你的睡眠问题是由情绪，如抑郁等引起的，那么解决情绪问题就很重要。如果你觉得你的睡眠问题可能是抑郁的一个症状，那你应该寻求恰当的治疗。能同时解决你的睡眠问题和精神健康问题的方法是很重要的，因此我们给出的策略将会有帮助。

首先，确认你是否患有上述任何一种症状（或者上述症状你都有），无论你相信与否，我们确实有简单有效的方式来解决上述大部分问题（年龄大除外，但无论你多老，都可以养成更好的睡眠模式）。然而，即使你找不到任何导致睡眠问题的原因，那么改变你的行为、思维和对睡眠的感受也将非常有帮助。

其他影响睡眠的因素

做 梦

没有人真正了解梦。有人可能说他们了解梦，但事实上并不了解。没有明确的数据能解释梦到底是什么，它们从哪里来，我们为什么会做梦。一些科学家认为梦没有实际目的，但是另一些科学家则反对，认为梦是精神、情感和生理的重要成分（这也是几大理论不同的地方）。弗洛伊德认为梦是你内心深处的潜意识的表达——你的无意识尝试着确认和分解重要的想法、愿望和问题，随后你的意识将去解决它们。你相不相信这一观点由你决定。关于梦，从科学上讲它与化学物质多巴胺有关。多巴胺是一种神经递质（一种在大脑中传递信号的化学物质），它的作用是决定我们应该注意什么——它能让你注意到事情，或者让你忽略事情。在你处于最可能做梦的睡眠阶段（即眼球快速移动的 REM 状态，我们随后会讨论），大脑中负责处理情感、知觉和记忆的区域变得活跃，因此有可能是大脑通过制造梦境（你头脑中的电影）来理解这个内部活动的意义。另一种理论暗示，梦通过占据思维，保证你不会醒来，帮助你维持睡眠，这个时候大脑的其他部分正在休息和恢复。这些都只是理论而已，你也可以有自己的理论。

噩　梦

噩梦令人害怕，但是每个人都会偶尔做噩梦。噩梦的官方定义是"一种紧张吓人的梦，在恐慌的状态下惊醒睡眠者"。一般来说，噩梦会发生在凌晨，它们通常是由发生在前一天的不好经历或者想法引起。周期性的噩梦（如你重复梦到你一直拼命地跑，但又动不了）被认为是焦虑的后果。突然从噩梦中醒来，你可能会经历一段睡眠麻痹。在快速眼动（REM）睡眠中，你的肌肉处于麻痹状态，而当你突然醒来，肌肉在短时间内仍然会处于麻痹状态。

夜 惊

夜惊也非常恐怖。它可以中断睡眠，这时你醒来会感到一种不受控制的恐惧与慌乱。你的心跳加剧，汗如雨下，有时甚至尖叫。它们比噩梦还要恐怖，因为它们只发生在深度睡眠时，并且不是由梦境引起的——它只是一种没有具体诱发因素的情绪反应。但庆幸的是，你第二天什么都不记得了，就像没有发生过一样，因此你不会忆起任何令人讨厌的画面。通常，夜惊只会发生在童年期。大约 18% 的儿童会经历夜惊，而成人中这一比例是 2%。因喝酒或者有压力而睡眠不好时，通常会发生夜惊。成人的夜惊一般与之前的创伤有关。因此，如果你出现此情况（夜惊），应该去看医生。

梦游和说梦话

梦游和说梦话发生在深度睡眠阶段，它们与做梦无关，而且当人们醒来时，他们很少能记得做过什么

（这对看见梦游者的人来说相当烦人）。对 5~12 岁
的儿童来说梦游很普遍。据说有 15% 的儿童至少出
现过一次梦游。而对成人来说相对较少，只有 2%
的成人有过梦游，这部分人大多数从儿时就开始梦
游。像夜惊一样。当你睡眠匮乏、喝了酒或者有压
力时，梦游最可能发生。大约 4% 的成年人会说梦
话（儿童则更普遍）。从无意义发音，一直到连贯的
话语，这些说梦话的情况都会发生。对说梦话的人
来说，这不是一个很严重的问题，受害的是其同伴。

锉牙（也叫睡眠磨牙）

大约有 8% 的人一周至少出现两次夜间磨牙。对于
服用大量咖啡因、酒精和尼古丁的人来说，磨牙则
更普遍。磨牙可能是潜在压力和焦虑的表征。它不
仅仅干扰你的睡眠，而且会引起颚疼、头疼，甚至
会损坏牙齿。对于长期磨牙的人来说，采取措施减
少生活中的压力和焦虑是很重要的。而且这些人可
以考虑去看一下牙医，牙医可能会装一个防护罩来
保护你的牙齿。

睡不着可能会带来灾难性的后果，但是，你可以改变你的思维、行为和对睡眠的感受，这样做能有效解决问题。这就是认知行为疗法（CBT）的精髓所在（见第 2 章）。

温馨提示

√ 改变你对睡眠的感受和想法将改变你的睡眠质量。

√ 你可以主动做一些事情来提高你入睡和睡眠的质量。

√ 你不能强迫自己入睡，但是你可以通过改掉坏习惯来促进睡眠。

02 | 认知行为疗法

认知

行为疗法（CBT）为你提供技巧，改变你对睡眠的想法、感受和应对措施。在这一章，我们会解释它为什么会有效，以及它怎样帮助你。

什么是认知行为疗法？

认知行为疗法听起来有点类似于登上"星际旅行进取号"飞船之前所需要做的评估，但是谢天谢地它并不是这样的。它是阿伦·贝克博士（Aron T. Beck）在20世纪60年代最先提出的，由英国国家临床技术研究所（National Institute of Clinical Excellence）推荐使用。CBT是治疗精神障碍的重要方法之一，包括抑郁症、焦虑症、强迫症（OCD）和失眠症。当你感觉很多事情失控时，它通过教你一些实际的策略管理你的日常生活，让你重新获得控制。一旦你掌握了这些方法，它们会伴随你的一生，无论你什么时候需要，你都可以运用这个方法。

对睡眠问题来说，认知行为疗法是使用最为广泛和最成功的疗法之一。它将改善你入睡的能力，减少你晚上醒来的次数，帮助你睡得更久，使睡觉变得不再痛苦。美国睡眠医药学会（AASM）的报告显示，在 85 个临床个案中，CBT 帮助了超过 67% 的病人。

首先，CBT 具有时效性。在你未接受治疗之前，失眠可能已经困扰了你几年——无论你过去发生了什么，现在你只会感觉更好。如果真的投入治疗，你的睡眠在几周内就会变好。

CBT 背后的基本规则是：你如何看待一种情况或者如何理解一件事情会影响你的思维、行为、生理和情绪感受。你对即将发生在身边的事情产生一种信念，然后据此信念而行动。

例如，丹晚上的睡眠极其糟糕，他很担心明天要做的工作汇报。他睡一个小时候就醒过来了，然后立马想"我太累了，明天肯定搞不定"。这种想法使他感到焦虑，使他开始怀疑自己的能力。他也感到很愤怒，为什么偏偏是在今天呢？丹身体紧绷，眼睛极速转动。他担心同事是否会注意到他的疲劳，这就宣告了他有睡眠问题。这不仅于事无补，还会让人质疑他是否能完成任务。睡不着已经变成了丹最关注的事情，而不是他的汇报——因而，毫无疑问这会对他的汇报带来灾难性的影响。

再来看看露易丝。露易丝明天要和一家公司的CEO面谈。这是她梦想的工作，而且已到了最后两轮面试。她前一天晚上一宿没睡——她一直在练习回答可能会被问到的问题。早上起床时，她感到身体疲惫但又十分亢奋。她兴奋且紧张，没有让她的失眠影响到表现。她想，"我很累，但是我能做到。我只需要度过今天，等面试一结束，晚上我就能把觉补回来。"

CBT将教你检查自己做了什么，你的情感和生理感受，并教你质疑自己的想法和它们的有效性。通过改变你对境况的理解，你能够结束支配着你生活的睡眠模式。例如，当你下一次出现睡眠问题，你焦虑、担心和自我批评时，你不再会像丹一样，而是像露易丝一样，花点时间有意识地为自己打气和鼓励自己。因此，你的脑海里不会再响起消极的恐慌声音，取而代之的是一种同情的激励声音，提醒你一切都会好起来，一晚上没睡好没什么大不了。伴随着这样积极的声音，你能够重新控制你的想法，你会更加自信。CBT 可以改变你关于睡眠的想法，对你的感受和行为有积极的影响。

睡懒觉的雷蒂亚

雷蒂亚正在和一群朋友享受一个拥有阳光、海滩和桑迪亚啤酒的假期。白天，他们在海滩上露营，阅读、聊天、听音乐，晚上则去当地的酒吧。在经过几个月高压工作后，这正是她需要的。然而她并没有感到放松。

他们每天都是凌晨回到宾馆，然后立即入睡，一觉睡到第二天上午10点左右，但是雷蒂亚除外。她翻来覆去，盯着天花板想，"如果我不睡觉，我整个假期就毁了。"无论她多疲劳，多么努力睡觉，她就是睡不着。然后，直到早上8点，她才开始入睡，几个小时后便被她朋友叫醒。

在连续三个这样夜晚后，雷蒂亚变得暴躁和疲劳。接下来的两天晚上，她都没去酒吧，因为她觉得自己是一位很糟糕的同伴。她窝在房间看电视，并且感到生气和惶恐，觉得自己再也不能正常睡眠了。

雷蒂亚的认知地图

我们用认知地图解释一下在雷蒂亚身上发生了什么。

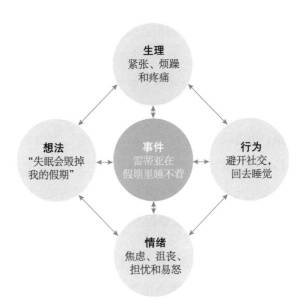

图 2.1　雷蒂亚的认知地图

认知地图能够显示你的想法、行为、情绪和生理感受之间的联系。雷蒂亚消极的想法激起了身体上的紧张反应，导致她不正常的行为（避开社交），从而进一步让她感到低落和焦虑。然而，也有可能是，她的生理反应让一切变糟——她身体的疼痛和紧张使她表现异常，影响她的想法和情绪。

你的身体、想法和行为都能成为干预介入点——改变其中的任意一项，都将引起多米诺效应，从而改善你的情绪。如果雷蒂亚没有"睡不着会毁掉整个假期"这样的想法，而是像这样想："我睡多少都无所谓，因为我不用做什么有压力的事情"。那么她的身体在晚上就不会紧张，她也不会感到焦虑，当她的朋友们出去玩时，她也不会一个人留下来。因为她身心都很亢奋，所以她睡不着。

以一种客观和真实的方式回顾和理解事情不仅会使你感觉更好，而且真的有助于你的睡眠，因为你的身心都更加放松。

⑤ 你自己的认知地图

现在，你对 CBT 有了更多的了解，你可以画一张自己的认知地图。首先，写出一个你清楚记得的最近的睡眠困境，例如，难以入睡，早上醒很早或者在床上辗转反侧。然后依照前面的图形画四个圈圈，依次写上你最真实的想法、行为、生理和情绪感受，无所谓顺序：

你可选择的理解方式

CBT 向你展示了你有多种选择去理解所发生的事情，如果你睡不着，你可以想：

"我经常这样"→绝望

"我太累了，搞不定明天的事"→焦虑

"这不公平！"→生气

"我能搞定"→冷静

最后一种想法更可能带来积极的结果——无论是在日常生活中还是在睡觉的时候。

1. 想法：当你处在某种情景时，你脑袋里想什么（你的典型想法）？

2. 情绪感受：你有怎样的情绪感受？焦虑、沮丧还是生气？

3. 生理：你有怎样的生理感受，紧张、心跳加速、还是出汗？

4. 行为：你会采取什么行动或者你想采取什么行动？

当你填完后，自己评估一下你发现了什么。你是否看见四个方面之间的关联？你觉得哪个方面最容易填写？你是首先经历生理上的失眠还是精神上的失眠？探索你对睡眠的反应能让你追究到底发生了什么，然后你就可以寻求多种方法去思考、感受和行动——这些方法中总有一种可以产生积极的效应。

睡眠：一场噩梦

即使是睡得很好的人，也总会在一生中的某些时候有睡眠问题，这通常发生在他们心理装着事的时候。以上文的丹和露易丝为例，他们都在应该睡觉的时候想着具体的事情。如果你即将面临一件有压力的事情（不管是积极的，还是消极的），你可能会发现你的睡眠被扰乱，因为你的大脑比平常更警觉，你会努力去加工每一件正发生的事情。当事情结束时，你的睡眠会回归正常。然而，有时并非如此。通常，当你的睡眠模式改变时——无论多短暂，你会担心它，总是想着它，改变你的规律来补偿它（例如，小睡一会或者在睡觉前喝酒）。这可能会使问题变得更严重，导致问题不会随着诱发事件的消失而消失。睡眠这时候就变成了真正的问题，而不是原来诱发事件所带来的一种反应。

无论你什么时候有压力，你的身体都会陷入一种睡不着的状态中，然后你便开始胡思乱想，情绪低落，行为紊乱，这一切只会使问题持久化。你怎样思考、感受和应对白天的疲惫以及晚上的睡眠，对睡眠都有很大影响。

关于失眠的一些常见想法、感受和行为

思虑过重

当你睡不着的时候，睡眠会占据你的大脑，吸引你

全部的注意力。你开始试图去控制原本自动的活动，如呼吸。你开始用成功或失败来标记你的睡眠，"我昨天晚上睡了三个小时，是这周最糟糕的一晚上——失败！"你把自己置于想成功睡觉的压力下，而这恰好起到相反的作用。试想一下，其实睡不着只是一种自我实现的预言——你想着的时候一定是你在做它的时候。你把夜晚变成了一种煎熬，而不是重新充电和休息的时间。

生理和情绪反应

当你有压力，感到焦虑的时候，你的身体就会紧张。我们从洞穴时期就传承下来的"或战或逃"的生理反应被启动，你的身体进入"攻击模式"。你分泌大量荷尔蒙、肾上腺素和皮质醇，这使得你肌肉紧张，心跳加速，身体冒汗，血液涌进你的身体和大脑最需要的地方。如果你是在和一头猛犸战斗，那么这一切都非常正常，但如果你是想要放松去睡觉，那么这就不太好了。你害怕睡不着，然后你的身体识别出一种害怕的情绪——身体并不是这种情绪背后的原因。这种感受会让你在第二天感到身体疲惫。

表现糟糕

缺乏睡眠会在两个方面影响你的行为——白天的生活和晚上的生活。它会使你白天表现失常，因为你变得迟钝，难以集中注意力，例如，你会厉声斥责他人，或者喝大量咖啡来保持清醒。这样做又会改变你睡觉时候的行为，例如，在床上辗转反侧很久或者吃安眠药。你努力想要控制你的睡眠，从根本上改变了你的同态调节和生理规律，又使得你回到自然睡眠状态变得更加困难。

症状一览表

现在，你已了解了你的睡眠模式是怎样变糟的，该想想为什么会变糟了。看看下面表格中的内容，在符合你真实情况的项目前面打勾。

情 绪

☐ 有压力：处在压力下　　☐ 沮丧

☐ 焦虑：害怕未来的　　☐ 低沉 / 悲伤 / 迷茫

　事情　　☐ 绝望

☐ 暴躁　　☐ 情绪变幻无常

生 理

☐ 白天感觉疲倦　　☐ 头痛

☐ 笨拙　　☐ 肠胃不适 / 消化不良

☐ 身体感觉僵硬　　☐ 反应慢

☐ 难以集中注意力　　☐ 失去方向感

☐ 紧张

思 维

☐ 不停地想睡不着的事

☐ 担心其他与睡眠无关的问题和压力

□ 想你的过去和未来（不一定是消极的）

□ 在担心中醒来，难以重新入睡

□ 由于缺乏睡眠，影响白天的判断

□ 迟钝，想法消极

□ 健忘

行 为

□ 逃避社交   □ 喝更多的酒

□ 熬夜，逃避睡觉   □ 服用兴奋剂

□ 苛责朋友、同事和   □ 服用药物（自我药疗）
  家人   □ 打盹

□ 制造冲突，人际关   □ 不上班
  系紧张   □ 工作或家庭中犯错

只要你能够认识到你的思想、行为和感受会影响你的睡眠，同时它们也会被你的睡眠影响，那么你就有更多机会跳出睡不着的怪圈。改变生活的某一个

方面会对其他方面有正面影响，改变你对睡眠的想法和感受，最终也会改变你的睡眠。

Ⓢ 想法并不是事实

这是 CBT 的精髓所在，也是贯穿本书的重要观点。神奇的是，我们经常认为我们所想的东西就是事实，从不质疑它或者想想它可能带来的灾难性后果。例如，"当我疲劳的时候，没有人喜欢围着我。"你把这个当作事实告诉自己，而事实可能完全不是这样。除非你真正去问每一个人，当你疲劳的时候，他们是否喜欢你，不然你没法证明你所想的就是对的。

你可能觉得这些想法不重要，但事实并非如此。正如你从本章中所了解到的，你的想法影响你的生理感受和情绪，以及行为。一个微小的想法都有可能让你感到沮丧，进而使你身体紧张，导致你苛责同事，让你担心别的事情——所有的一切都让你难以入睡。

这些想法很重要。

当你想事情的时候，这只是一个想法——一种假设，一个观点。你必须承认并且接受这一点，因此下次有不好的想法在你的头脑里伪装成事实时，你可以质疑它：这是真的吗？不是？然后不予理会。

马克的瞌睡事件

马克一连两个月都没睡好。每一次他准备睡觉的时候，他就心烦意乱——白天所发生的事情和明天可能发生的事情一一浮现。他没什么具体的压力，但是缺乏睡眠使得他筋疲力尽和焦虑。

马克的想法：

理论A："我再也不能正常睡觉了。"

理论B："我觉得我再也不能正常睡觉了。"

马克的两个理论之间有很大的不同。理论A中，他陈述了一个非真实的恐惧，但是他以为是事实。他能正常睡觉的机会几乎为零。他本可以做许多积极的事情来开启积极的睡眠模式（像读这本书）。然而这种想法在脑子里嗡嗡作响，让他意识不到因为一个非事实的想法产生了一系列消极后果。

正因为这样的想法（理论 A），马克没有给自己一个怀疑的机会。然而，如果采用理论 B，他会认识到自己有调整的空间。他可以思考上次他是怎么睡个好觉的，那时候他做了什么不同的事情。同时，他意识到他能做一些事情来使自己回到正常的睡眠状态。

人们的想法越接近实际，他们就会越感觉事情可控——不恐慌，少压力——这使得睡眠问题处理起来更容易，更从容。

接下来的步骤

CBT 的第一步，你需要观察与睡眠相关的行为——你做的哪些事情阻止你不能获得足够的睡眠。对行为介入很容易，因为它可以立即发生改变。然后你的情绪会自动变好，因为你采取了积极的行动，而不是一直在失眠的无底洞里挣扎。

CBT 的目标是：

- 帮助你改变睡眠环境，使你更易睡眠
- 停止毫无帮助的、阻碍你睡眠的行为
- 教给你放松和慢下来的技巧
- 对抗关于睡眠的消极想法，检验我们上文中提到的可供选择的想法
- 学习策略和技术，帮助你管理和减少压力
- 重塑床与睡眠之间的积极关联

CBT 是一种解决生活问题的积极方法——但你需要

真正地投入到这种策略中。做一些不同的事来改变
你对睡眠的想法和感受，最终能让你睡得更好。

温馨提示

√ 你可以改变你对睡眠的想法、感受，改变你
   的睡眠习惯。

√ 睡眠不是敌人，别像对待敌人一样对待它。

√ 要认识到，想法不是事实！

03 | 躺着休息的睡眠神话

你已经了解了为什么睡眠，我们现在讲怎样睡眠。对睡眠的管理将使你认识到真正发生了什么，让你直面你的恐惧，对抗难以捉摸的瞌睡虫。

睡眠周期

睡眠有5个不同的阶段,并且睡眠过程是周期性的。一晚上你会不止一次地经历每一个阶段，而且你会醒来很多次。间歇性地醒来是很正常的事——它是轻度睡眠的一部分，是我们从远古时代遗传下来的印记，它使我们对一切可能的危险保持着高度的机警与灵敏。这就解释了,无论你睡得多熟，一旦听到有威胁的声音，你就会立马醒来，这就是年轻的母亲总能立即听见身边婴儿的啼哭声的原因。

睡眠的前4个阶段构成非快速眼动睡眠（NREM），第5个阶段则称为快速眼动睡眠（REM）。从名字上就可以知道：在1～4阶段的睡眠中，眼球不运动，而在第 5 阶段中，眼球运动——但这仅仅是冰山一角。

一晚上，你大约经历 4 或者 5 个睡眠周期，每一个周期持续 70 ～ 120 分钟。越到睡眠的终点，一个周期的持续时间越长，平均是 90 ～ 120 分钟。然而在每一个周期中，你不一定都要经历 5 个阶段。例如，在你的第 3 个和第 4 个周期中，你会跳过第 4 阶段——深度睡眠阶段——直接从阶段3到阶段5，就像汽车变速一样。深度睡眠一般发生在睡眠之初，并且用时较少，在靠后的睡眠周期中还有可能消失。

睡眠的 5 个阶段

非快速眼动睡眠（NREM）大约占据你睡眠时间的 75%，可以分为 4 个阶段：

- 阶段 1：介于睡着和清醒之间，你快要睡着了但又没完全睡着。你是否曾因一个可疑的黑影而醒来开灯，或者曾因睡梦中听到有人喊你的名字而坐起来，亦或者因坠落而醒来？这些都会发生在阶段 1——睡眠最轻的阶段，这个阶段梦境与现实混合。此时，你的肌肉松弛，可能会抽筋。这样也会使你醒来。

- 阶段 2：睡眠初期。这个阶段，你与外界环境隔离开来，几乎意识不到外面的世界。你的体温下降，呼吸和心跳变慢。该阶段也可以被认作相对轻度的睡眠，它一般占据成人总睡眠的40% ~ 50%。

- 阶段 3 和阶段 4：非快速眼动的最后两个阶段是连在一起的，因为阶段 3 是进入阶段 4 的过渡阶段。这两个阶段是最深度睡眠和获得最佳恢复的阶段，被称为"delta 睡眠"或"同步睡眠"。阶段 4 可以称之为真正的"delta 睡眠"，因为在这个阶段你的身体得到恢复和休息。你的血压下降，呼吸和心跳降到最低值，大部分的律动和血液冲向完全放松的肌肉，帮助组织生长和修复。你的大脑像一位高效的秘书整合白天所学，把各项事务分门别类；生长激素充满你的全身系统（儿童和青少年更多）。如果这个阶段醒来，你会迷瞪一会儿。

快速眼动（REM）睡眠是阶段 5——睡眠再次循环前的最后一个阶段。它大约占据睡眠时间的 25%。

- 阶段 5：这个阶段是克莱特曼和爱斯林斯基在 1953 年发现的，取名于睡眠者在此时经历快速眼球运动（通常睡眠者的眼睛是闭着的，但有时也不一定）。眼球快速运动的频率被称为快眼运动睡眠密度。在该阶段，脑波与我们休息的时候很类似。

这阶段的睡眠以脑部的电流活动为特征，大脑的电流活动使我们的眼睛在闭合时快速地前后运动。虽说梦境有可能发生在五个阶段的任何一个，但是最有可能出现在第 5 个阶段，因为梦境中的画面一一流过，就像看电影一样时，你的眼珠才会移动。

此时你的眼睛并不能给大脑发送视觉数据，但是研究表明，大脑视觉皮层是活跃的。视觉皮层正在处理东西，但是处理什么就不得而知。科学家认为这有可能是形成记忆或加强记忆的过程，在整个过程中你的大脑重新显现白天发生的事情。尽管如此，大脑发出命令麻痹了你的肌肉，因此你没办法演绎你的梦境。这是一个相对较浅的睡眠阶段，你的呼吸和血压上升，大脑加深记忆，加强注意力，让你能为第二天做准备。一般人通常一晚上会有 3 ~ 5 个 REM 睡眠，第一个发生在入睡后的 70 ~ 90 分钟时。

如果要在醒来后感到精力充沛，行动敏捷，那么你需要在晚上的每个阶段都有充足的睡眠，分配一般如下：

阶段 1：占整个晚上的 5%

阶段 2：占整个晚上的 50%

阶段 3 和阶段 4：占整个晚上的 20%

阶段 5：占整个晚上的 25%

下图显示了睡眠阶段和时间的关系：

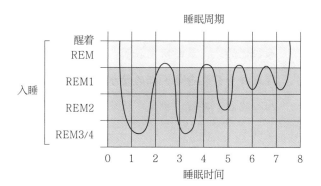

睡眠周期

醒着
REM

入睡

REM1

REM2

REM3/4

0　1　2　3　4　5　6　7　8

睡眠时间

当你睡着的时候

当你睡着的时候，你的身体会发生如下一些非常
重要的事情：

● 大脑维护：大脑皮层会自动休息和修复，保
  证你的记忆完好无缺，你的思维正常运转，
  身体也在进行修复、生长和发育。

● 修复：当你睡着的时候，你的身体进入修复
  模式，再生皮肤、肌肉、血液和大脑细胞。
  充足的睡眠会在很大程度上影响你的外貌，
  这也是为什么有"美容觉"一说。新长的皮

肤和眼下无黑影代表你晚上睡得很好。但令人担忧的是，最新研究表明，缺乏睡眠会使得血液中引发身体炎症的物质增加，从而增加心脏病、癌症、中风、糖尿病和肥胖的病发概率。

- 血压控制：当你睡着的时候，你的血压下降，调和白天的血压水平。

- 体重控制：研究发现，睡眠中断会提高血液中的生长激素水平（这种激素与饥饿感有关），降低瘦素的水平（这种激素是提醒你是不是已经很饱）。当你疲劳时，你不仅仅在生理上需要吃很多，精神上也更渴望吃高糖类的零食以补充能量。如果行动迟缓，你不太可能很活跃，也无法消耗掉这些额外的卡路里。最重要的是，当你睡不好时，你的新陈代谢缓慢，意味着你最可能是在长胖。

- 免疫系统修复：你睡得好时，免疫系统进行修复，解毒。失眠则可能使你更容易得病。

睁着一只眼睛睡觉

我们已经讲到没有所谓的非常完美的睡眠标准——每个人的需求不同。如果你把"一沾枕头就睡着"当作衡量睡眠的标准，那无疑会很失望。好的睡眠者一般花 15 分钟左右入睡，并且在轻度睡眠状态中至少醒来一次。如果你期待一上床就睡着，然后一睡就睡 8 个小时，那么你绝对会失望。不要用一些不切实际的标准给自己增加不必要的压力。

一些人在睡觉上天赋异禀，正如一些人在绘画或打网球上天赋异禀一样。这是一种自然技能。然而，正如我们可以提高绘画和打网球技术一样，睡眠也可以通过练习一些技巧和方法来得以改善，下面我们就要讲到抗困倦的道理。

抗困倦箴言

你需要学习一些箴言，然后把它们运用到日常生活中。有睡眠问题的人经常会忘记、不知道或者拒绝相信这些箴言。接受这些箴言，你会感到压力减轻了许多，而当放松后，你自然会睡得更好。当然，没有一个以不变应万变的方法来解决睡眠问题，但是一旦事情没按照你的计划来，你也不应该恐慌。

- 对每个人来说，没有一个"完美"的睡眠量。这个重要的事实会帮助你从一个假的理想状态中解脱出来。

- 不要对比你和别人的睡眠（如深度、入睡时间、睡眠间隔）——每个人都是不同的。

- 你的睡眠需求会随着时间和情况而改变，例如当你努力地工作时，你可能需要更多睡眠，但有时当你需要睡眠时，你又睡得很少（例如，你怀了孩子）。

- 你的表现受很多因素影响——睡眠只是其中之一。无论你睡多少，你的身体会处理好自身的一切事情。你可能很容易把坏情绪或者糟糕的行为归咎到失眠上，但是它们也许是别的诱因导致的。即使拥有好睡眠的人也会有脾气，也会犯错。

- 你需要多少睡眠不等于你想睡多久，例如，你可能想要一晚上睡 4 个小时，但你实际需要 7 个或者 8 个小时。你的身体会将需求放在第一位，因此你最好能接受这个事实，并以此为基点。

⑤ 你的抗困倦认知地图

请选择上述最能引起你共鸣的一条抗困倦箴言，并把它运用到日常生活中。如果你担心失眠会影响你白天的生活，那么请在 24 小时中都牢记这一箴言："你的表现受很多因素的影响——睡眠只是其中之一"。这句话能保证，无论你多么精疲力尽，你的身体和思维都会努力地度过这一天。

重复这条箴言直到你背得滚瓜烂熟，把它设成你的手机闹铃，隔一个小时或两个小时提醒一次。当你读到这条箴言时就已经很好了，但是你必须主动地接纳它。这些箴言会让你对睡眠产生积极感受，从而促进你的睡眠。

麦克的暴躁夜晚及其新箴言

麦克被女朋友给气坏了，因为他女朋友一上床就能睡着。她那有节奏的呼吸声变成了他辗转反侧的背景音。她的入睡能力更加反衬了他入睡困难。他开始计时，他发现她女朋友花几秒就能入睡，而他则需要几个小时才能入睡。

他选取了抗困倦箴言"对每个人来说，没有一个'完美'的睡眠量"，并且把它设成白天的闹铃，一小时提醒一次。当天晚上，躺在轻易就能入睡的女朋友旁边时，他不再感到那么紧张了。只睡几个小时也是正常的——虽然不是最佳状态，但是他试图达到它——也许尝试着想要像她女朋友那样反而会事与愿违？当他们上床睡觉时，他开

始看书而不再盯着天花板。一个小时后他关了
灯，结果不到半个小时他便睡着了。

麦克控制了他对睡眠的所思和所感。他不再对女朋
友入睡比自己快而感到恐慌，他接受了这个事实。
因此，当他最终睡着时，他感到很安心。他的认知
地图如下：

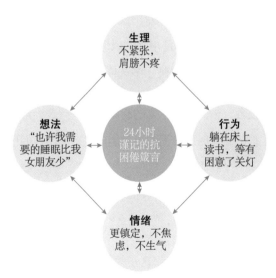

图 3.1 麦克的认知地图

现在，轮到你了。请 24 小时内牢记抗困倦箴言，画出你的认知地图。这些箴言使你怎样思考、感受和行动？这便是控制睡眠的全部。你不能控制行为本身，但是你能做一个计划来应对行为。

睡眠监测

当人们晚上睡不好时，总倾向于夸大事实，如"我睡了不到一眨眼的工夫"或者"我就睡了一个小时"。问题是，这不是用来博取同情或讲故事，我们其实都无法测量自己睡了多久或者睡得多好。

研究发现，相比较于正常的睡眠者，失眠者大都会低估他们的睡觉时间，而且更可能的是，明明他们已经历了一个睡眠周期（70 ~ 120 分钟），他们却报告说才刚刚入睡。这就是为什么当你的床伴因为你的鼾声猛戳你时，你喊道，"干什么？我没睡着！"

了解你到底睡了多久和真正需要多少睡眠真的很重要。请牢记：没有适合所有人的睡眠黄金法则。下面一个策略将让你发现睡眠时到底发生了什么。

Ⓢ 迷你睡眠评估

认真地回想一下你的睡眠模式，这很重要——不要简单地把它们看作无可救药。

回答下列问题：

1. 尽可能具体地回答

- 你第一次出现睡眠问题是什么时候？
- 诱因是什么？
- 你是否有在其他时间段睡不好？

2. 你睡不好有多久了（仅这一回还是以前有过多次）？

- 频率（一年一次／一月一次等）
- 严重度（你怎样评估问题的严重性？）
- 长度（每次持续多久？）

3. 糟糕的睡眠是怎样影响你?

- 回顾第 2 章所列的症状表,记下你最关心的事情,哪一件事情激励了你读这本书。

答案无关对错——这只是一个小练习,让你思考到底发生了什么,以及你想要改变什么。如果你是一个睡眠糟糕的人,却一下子期待每天可以酣睡 8 个小时,这是不现实的。填写迷你评估能让你意识到,这次的睡眠问题和你许多年前因生活发生剧变而出现的睡眠问题是一样的。这样,你就可以思考以前是怎么应对和解决睡眠问题的。回顾问题能让你更客观地看待疲劳和沮丧。

ⓢ 睡眠日记

欢迎你开始撰写自己的睡眠日记!在整个过程中你需要每周都写日记。做这个很简单,而且我们随后的策略都是建立在这些日记的基础上。把写日记变成生活的一部分——你对它投入越多,回报也会越多。

首先，你需要找出你最近每天睡多久，不要靠猜测。7 天后，你就能得知你哪天睡得好，哪天睡得不好，并且找出你睡得好或不好的原因，如某晚上你查看了工作邮件，抑或是熬夜喝酒？当这周结束时，你就能找出具体问题了：是入睡有问题还是保持睡眠有问题，或者两者都有问题。你们可以依照如下表格填写其他日期。

睡眠经历	周一
你昨晚睡得多好？（1 ~ 10）	
你几点睡着的？（大约时间）	
你大概花多久入睡（从关灯到睡着）	
你晚上醒来几次？	
一晚上你醒着的时间是多久？	
你早上几点醒的？	
你一共睡了多久？	
你感觉休息得有多好（1 ~ 10）	
你白天表现怎么样？（1 ~ 10）	
你白天的情绪怎么样？（1 ~ 10）	
其他 评分：1= 很糟糕，10= 很好	

在完成一周的日记后，评估你发现了什么。你是否惊讶得出的结果？也许你认为自己最大的问题是入睡，但实际上你发现，自己一晚上醒来 6 次，这时你感觉更糟糕。也许你觉得晚上大部分时间都没睡着，但事实上你睡了 4 个小时。

你的假设被验证或推翻，这非常重要，它关系到你对睡眠的思考。虽然你觉得一晚上睡 4 个小时很糟糕——但是也许你表现很正常，然后在接下来的几天把觉补回来即可。

计算一下每晚的平均睡眠量（一周总的睡觉时间除以 7）——这是我们将要改善的基线水平。

温馨提示

√ 对于睡眠没有什么黄金法则——每个人都不一样!

√ 你可以通过训练让自己睡得更好,正如你能通过训练提高自己的网球水平一样。

√ 你的睡眠日记能验证或推翻你对睡眠的假设,使你能做出积极的转变。

04 | 你睡觉的任何地方

睡眠　就像一个对卧室有特殊要求的贵客。在这一章我将讲述，怎样确保你休息的地方确实有助于你的睡眠。

天堂还是地狱

当你无法入睡时，卧室可能变成你恐惧的地方，因为它可以唤起你孤独和恐惧的情绪。这时卧室就像是一间安装了漂亮窗帘的牢房。之前一切与睡眠和休息联系在一起的东西早已瓦解，你的精神和身体对卧室产生消极反应。你需要重建卧室、床与睡眠乐趣之间的联系，打破它们与睡眠挫败的联系。

我们列出了一些确实会导致不良睡眠的因素，并提出了解决策略。这一过程是刺激控制疗法的一部分，已被证明可以强化卧室与睡眠之间的联系。这一疗法将提供新的卧室线索，以激发积极的精神和身体反应，促进睡眠，摒除"赶紧离开这里"的痛苦。请注意，最重要的是采纳我们的建议，即使你怀疑

自己是否存在类似的问题。许多微小事情的改变也
将会对生活产生巨大影响。

丹尼尔的发现

丹尼尔认为自己可以在任何情况下入睡。暴风
雨？不成问题。宴会？轻而易举。烟花？那又怎
样。她对自己可以在任何时候、任何地方都能轻
松入睡的能力感到非常自豪。或者说曾经是这
样……直到她患上失眠症……

当她睁着双眼成几个小时地盯着天花板看时，曾
经有规律的睡眠便成了遥远的回忆。有人建议她
把卧室里的老式钟表搬出去，以免它的滴答声打
扰她睡眠，然而她总是嗤之以鼻。她可是曾经在
表弟重金属摇滚乐排练室隔壁睡了好几年，钟表
的滴答声自然不是问题。然而，在经受了数月的
失眠之后，她还是将钟表移出了卧室，她想看看
会有什么变化，然而，她惊奇地发现，她竟然又
可以恬然入睡了。

通过改变卧室的噪声水平，她改变了对卧室的感受，她觉得卧室的一切都在她的掌控中。即使噪声本身并没有打扰丹尼尔，但是变动东西改变了丹尼尔对卧室的感受。这激发她尝试了其他所有的策略，同时她的睡眠和感受得到了急剧的提升。

因为你无法控制你的睡眠，所以你必须采取行动——改变你的睡眠环境会使你觉得自己对环境有一定的控制力。

在做出改变之后，丹尼尔的认知地图是这样的：

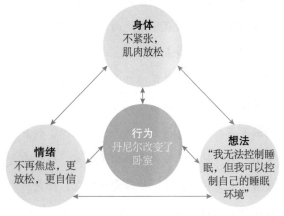

图 4.1　丹尼尔改变后的认知地图

我们所推荐的每一个小改变，累积起来将会产生巨大的作用。如果你改变了所有可能阻碍你睡眠的因素，你对卧室、床和休息的体验将会完全不同，而这只会对你有好处。

Ⓢ 改变卧室

你的卧室必须是令人喜欢待在里边并且能够令你平静的。显然我们不知道你的私人空间——是与人共享一间卧室或者是住在一间以创作为主的工作室，但这些都不重要。我们所给出的建议适用于所有类型的房间。

你有义务为自己寻一个能让你感到放松的睡眠场所。良好的睡眠是健康必不可少的。如果你关心其他方面的健康，那么改变睡眠环境将会起到显著的效果。

你的卧室应该只是睡眠和做爱的地方（穿着衣服／脱去衣服就是睡眠的界限）。所以你的卧室就应该只与睡眠或做爱联系在一起，而非其他。如果你躺在卧室里却无法入睡，甚至感到焦虑，那么意味着你一走进卧室就会置身于焦躁和不安的情绪之中，而这并不是有益于睡眠的状态。

⑤ 卧室戒律

1.打造私人卧室。让卧室成为你乐意消磨时间的私人空间。放一些能够唤起你愉快回忆的照片，挂一些你喜欢的艺术品，装饰上壁挂和垫子。使它成为你自己的空间，而不仅仅是一个随便的空间。

2.为墙壁涂上中性色彩：白色、白灰色或者奶油色。蓝色和绿色也是平静的颜色，已被证明能够增加人们的舒适感。然而亮红色、黄色或橘红色比较刺眼，更容易唤醒意识，不是理想的睡眠环境。

3.在卧室里增加一些气味，焚香或是在枕头上涂一些精油。当你走进卧室便有一种走进薰衣草、甘菊、佛手柑、茉莉、玫瑰花丛或是檀香中（这些都被证明有安神作用）的感觉，这将让你放松。

4. 很多研究都指明应该至少两周洗一次床单，否则床单上的皮屑和汗液将会成为滋生螨虫或微生物的温床（这也是为什么永远不要在床上吃东西的另一个原因。因为你会跟微生物一起分享你的食物）。气味清新的床单将会更怡人。

5. 整理你的卧室。把衣服折叠并摆放整洁，将洗衣篮放在走廊里。清洁的空间（尤其是地板和桌面）会使心灵宁静。无论你觉得你如何能忍受脏乱，它都会对你或多或少产生影响。不要弄得找不到东西，不得不从堆积如山的杂物上跳过去，以及把本不属于卧室里的东西搬到卧室。（比如脏盘子和杯子，这些东西不仅占地方，有时候还会很难闻。）

6. 下面这一点听起来就有些难以接受了，把电视搬出卧室。不要把卧室变成起居室的延伸。记住，卧室只是用来睡觉和做爱的。

让你的卧室成为无手机、无平板电脑、无电脑的区域。如果你在床上工作、上网，那么你就会将卧室与工作和压力联系在一起，而不是与休息和放松联系在一起。最后，如果你养宠物，那么不要让它们上你的床，把宠物踢出你的卧室，它们的走动将会影响你的睡眠。

你的床

舒适的床是拥有好睡眠的基础，但令人着急的是一些人总是忽略床垫。购买床垫并不像广告里所说的那么简单而已。睡在一个充满尘螨，容易引起过敏、甚至已经使用了十年的床垫上并不很好，一个不好的床垫每晚会偷走你一个小时的睡眠，而你又会在床上度过你生命的三分之一，因此拥有一个好床垫是一件多么重要的事情。好床垫将会极大地改善你的睡眠，承载你的身体，减轻背疼和关节疼痛。这些都是你可以想到的显而易见的好处。

Ⓢ 购置床上用品

如果出现以下情况，那么你就需要购买新的床上用品了：

- 你感到不舒服（如此明显，但你却常常忽略了这一点）或者你醒来时感到疲劳和疼痛。
- 床垫出现了明显的破损。比如：松垂、鼓包或是弹簧凸起。
- 你已经把它反过来但依然觉得不舒服。
- 如果你患有皮肤过敏或呼吸过敏已经有一段时间。令人厌恶的尘螨排泄物可以在十年内使床垫变为原来的两倍重，甚至新床垫也可能有尘螨。
- 你是否在其他床上感觉很舒服或睡得更好，比如酒店或是朋友的家里。

如何购买一张床：

- 咨询销售员的意见，毕竟他们对床的了解比你多。
- 在你购买之前先试用一下。在展览厅不同的床垫上试一下，尽量变换不同的姿势，确保它确实是适合你的床垫。

- 如果你与你的同伴在一张床上睡觉，那么买床垫的时候最好同去。你们两个都需要足够舒服的空间。如果你们两个所需不同，可以买两张（然后把它拼起来），这样你们就可以找到适合自己的硬度。一般来说，体重轻的人需要软一点的床垫，而重的人则需要硬一点的床垫。

- 如果你皮肤过敏，那就要在网上查一下，确保排除所有可能引起过敏的东西，比如用海绵替代羽毛，确保床垫使用天然材料做成，并且检查它是否喷有会刺激皮肤的防火阻燃剂。

光亮与黑暗

光亮可以激发人体的反应，所以黑暗的屋子是睡眠所必须的。在黑暗的环境里，我们的大脑会分泌褪黑激素，使我们产生困意。光线充足时褪黑激素则会减少，使倦意消失。我们可以控制光亮的程度，使我们的身体认为白天是晚上，或晚上是白天。这一点对于需要整天倒班的人来说更重要。

蓝光与红光的对比

人造光会产生不同的波长，然而大多数电子产品（电脑、手机、平板电脑或其他）以及节能灯会发出蓝光的波长，这会搅乱夜晚的宁静。蓝光会吸引注意力，延长反应时间或者调节我们的心情。这会让我们变得警觉，对睡眠不利。蓝光是所有光线中对褪黑激素的分泌抑制效果最明显的。这就意味着带蓝光的闹钟或床头灯会妨碍睡眠。所以你应该确保床上没有手机和电脑，以免身体和精神都被唤醒。

红光最容易让人感觉接近自然光。所以无论在什么地方都尽量用红灯，床头灯用红灯可以很好地制造出一种睡前氛围。

Ⓢ 拥抱黑暗

- 从当地 DIY 店里购买一个可以调节电灯亮度的开关，睡觉前把灯光调暗一点，强烈的光会阻碍褪黑激素的分泌，而昏暗的灯光则会让你觉得外边的自然光也开始渐渐变得昏暗，这样你将会慢慢进入睡眠状态。

- 找一个带红灯的闹钟或可以定时设置关灯的闹钟，也可以买一个可以像冉冉升起的太阳一样发光的闹钟，这会是一种更温和、更自然的叫你起床的方式。

- 睡前一个小时停止盯着手机或电脑，这样褪黑激素才能开始分泌。

- 可以考虑无窗房或用窗帘使屋子完全变暗，如果短期居住，可考虑购买黑纸糊在窗户上。

- 买一个眼罩，避免光线打扰你的睡眠。

- 白天至少要出去走走或打开窗帘。自然光会促使感觉良好的血清素分泌，这会使你感觉良好并减轻疲劳，也会重启你的生物钟，当夜晚来临时就可以自然入眠。

讨厌的噪声

你在五个不同的睡眠阶段都可以被唤醒（见第3

章），但在第一、二阶段的早期你对噪声会更敏感。然而，当危险出现时，你可以在任何阶段被唤醒。在睡梦中保护自身和家人的安全是人类的本能。

⑤ 对房间进行隔音

你不必为天花板、地面和墙壁装上隔音板（既占用空间又消耗财力），有很多方法可以达到类似效果。

- 消除所有不必要的噪声。即使你认为你已经适应了布谷鸟钟，但它依然会产生噪声（比如布谷鸟钟，旁边桌子上的表，隔壁的老爷钟），所以尽你所能消除噪声。消除卧室里的噪声，会使你觉得对自己的睡眠环境有更好的控制力。

- 考虑一下采暖和热水器何时开关。如果热水器离你的房间近的话，半夜的烧水声可能会打扰你的美梦。

- 如果你的室友打呼噜，他可以咨询当地药剂师购买治疗药物（有很多种药物可供选择）。另外，如果他们在平躺着时打呼噜,可以让他们侧躺着,这样会减轻打呼噜的情况。

- 考虑买个耳塞。戴上耳塞,你需要听到的声音依然可以听见(比如孩子的哭声,或者有人大声叫你的名字,我们只是过滤掉周围不必要的声音)。但是,耳塞也个坏处:身体本身的声音会被放大,比如呼吸声和吞咽声。这是一种白噪音的情况。

- 白噪音。你可以下载 APP 或购买专门产生白噪音的机器,发出中性的背景音乐从而遮盖较低的噪声。这是一种非常明智的做法。你可以感受到任何带有危险信号的噪音,但却不会受到无关噪音的影响,比如较低的交谈声、电视或音乐。

- 不要对大噪音感到恐慌。如果你住在高速公路旁边,你很快就会适应这个环境,并能睡得很好。你的意识会适应这种声音,而不会把它视作危险。

温度测试

相比于较高的温度，凉爽的温度更适合睡眠。对睡眠而言，并没有一个固定合适的温度，但当进入第二阶段的睡眠时，身体的温度会降低，新陈代谢会变慢，你应该不喜欢进入一个闷热的环境加速代谢。

Ⓢ 调低温度

- 如果觉得冷，可以换一条厚点的被子，而不是调高室内温度，一间凉爽的房间和一条暖和的被子是再好不过的选择。

- 用一个暖水袋或一双睡袜保持脚的温暖。脚的温度往往会比身体其他部位的温度低。这样你就不必调高整间屋子的温度。

- 随着季节调换被褥，夏天用薄被，冬天用厚被。

- 穿与温度相适应的衣服。这似乎显而易见，然而我们却总是固执于已习惯的东西，即使我们知道这并不起作用。

- 打开窗户，这样可以促使新鲜空气循环。

Ⓢ 睡眠日记

在你做出改变之后（你必须处理每一个方面），开始新一周的睡眠日记，评估发生了什么。睡眠时间和质量是否有积极的改变？你的房间是否更有利于睡眠？当你走进卧室的时候是否会感到内心平静？希望所有的答案都是肯定的，因为已没有噪音、杂物和光亮打扰你的睡眠。另外，确保你认为有必要的事情都得到落实（购买眼罩或移走电视）。你会有更强的掌控感，仿佛只要你认识到了问题所在就能取得进步。

温馨提示

√ 改造你的卧室，打造你自己的天堂，使你觉得能够掌控自己的良好睡眠。

√ 许多微不足道的改变汇聚起来会产生截然不同的效果。

√ 你的卧室只是为睡眠和做爱准备的。这些改变将凸显这种联系。

05 | 吃、睡和遗留

我们可以很确定地说，你白天的行动对睡眠有影响。你可以选择做或者不做一些事情来促进你的良好睡眠。

改变生活，促进睡眠

下面的话听起来有点极端：如果你的睡眠问题很严重，那么你必须改变你"白天的生活方式"来促进"晚上的睡眠"。就像我们提到的布置舒心卧室的建议一样，你每天做的小事，单独看起来不重要，但是综合起来就会对你的睡眠产生影响。

喝浓咖啡，然后写邮件一直写到凌晨两点，这样做也许不会影响那些没有睡眠问题的人，但不幸的是会影响你。改掉一些"坏"习惯（与睡眠有关的习惯）最开始会让你感觉不适，但只要它能帮助你的睡眠，就是值得的。而且也不是永远如此，一旦你的睡眠回到正轨，你可以重新把这些习惯捡回来。

睡眠的敌人

咖啡因

咖啡因是一种兴奋剂，它能增加你的心跳，使身体分泌肾上腺素，抑制你的褪黑激素水平。大部分人都知道，茶和咖啡中含有咖啡因，然而你没有意识到的是，巧克力（非常遗憾告知你这一点）和一些药物中也有咖啡因。

但是别紧张，你不需要完全戒掉咖啡因——早上喝 1 ~ 2 杯咖啡不会有任何问题，因为时间比较早——你只需要意识到，晚上喝它会影响睡眠。

你可能会发现一下子不喝咖啡会让你感觉很糟。咖啡因会上瘾，而且不喝它会头疼。但别让这件事将你打倒，你的身体会尽快适应新状态，你也会回归到最佳状态（尤其是当你的睡眠质量提高时）。

Ⓢ 睡前 4 ~ 6 个小时内别再喝咖啡。你的身体需要

时间来消化它，它会在你饮用后的几个小时内影响你。喝点药茶或者去咖啡因的饮料。

尼古丁

尼古丁也是一种兴奋剂，而且会高度上瘾。它唤醒你的神经系统，提高呼吸频率、心跳和血压——这都会让你无法冷静下来，使你不能安静入睡。研究已经显示，相比不吸烟的人，烟民要花更长的时间来入睡，而且睡得更少（大约每晚要少睡 14 分钟）。

Ⓢ 禁烟是唯一一种阻止尼古丁影响你睡眠的方法，但如果你不能、不想戒烟或者已经在戒烟，那么你能做的唯一一件使生活更轻松的事情是：绝不要在半夜开灯。你的身体将渴望尼古丁，并且让你在半夜醒来。如果你已经准备好戒烟，那么去看一下私人医生，让他为你制订一个计划，并且找一些志同道合的人。

酒　精

喝点小酒看似是睡前放松的好方式，实际上酒精会导致睡眠质量不好，使睡眠断断续续。你可能会发现自己醒得很早或总是醒来，难以再次入睡。而且酒精是一种利尿剂，你可能晚上要起夜好几次，或者因为口渴起来喝水。这样就会形成恶性循环：你担心睡不着，所以喝点酒，结果睡得更差，然后你第二天又喝酒，依次循环下去。

Ⓢ 睡觉前 4 ~ 6 个小时内不要喝酒，让你的身体好好休息，而不是疲于消化。但是，如果你宁愿冒一晚上睡不着的风险，也不愿放弃喝一杯带来的舒适，那么你最好改变一下饮酒量，尽量比你能承受的水平少一些（详见本章末的睡眠日记策略）。

非酒精饮料

毫无疑问，如果你觉得喝水很好，那么说明你已经习惯了喝水，而喝水确实很好。然而，如果你睡前喝太多水则意味着晚上要上很多次厕所。因此你需要注意晚上的起夜。

Ⓢ 如果你发现自己晚上频繁起夜，那么晚上少喝点

水，早上多喝点，白天定量喝。睡觉前两个小时别喝水，这样就能保证你只在睡觉前上厕所了。

安眠药

安眠药在短期内治疗失眠很有效，但是长期使用会产生依赖性，干扰你的自然睡眠模式。事实上，安眠药会拖延你的睡眠问题，因为你没有去关注你为什么睡不着这个问题。一些药品会让你白天昏昏欲睡，因此你开始打盹——这不太好，它会改变你的自然睡眠模式。

Ⓢ 长期服用安眠药是不好的。当你开始吃药和断药的时候，告诉你的医生。不要突然停止吃药。

小　睡

小睡片刻能解决一些问题，但它引起的问题更多。它会让人晚上更难入睡和时不时地醒来。它不仅仅减少了你对睡眠的渴望（扰乱睡眠同态调节），而且如果你在沙发上打盹，那么就削弱了床和睡眠的联系。再者，如果你习惯了打盹，你就会期待每天都小睡一会，因此，如果某一天你没有小睡一会，你就会感觉特别疲惫和暴躁。

Ⓢ 不要在白天小睡，你面临的是一个长期问题，它只是一个短期的解决方式，而且只会加重你的睡眠问题。就像倒时差一样——你要一直忍住疲劳，在合理的时间去睡觉，然后你很可能会一夜好眠。

不断看时间

数你还剩下多少睡眠时间——"如果我现在入睡，我还能睡 3 个小时"——这是你做的最孤独、最可能引起恐慌的事情之一。你开始因为没睡着而惩罚自己，导致你对第二天所需处理的事情更加焦虑。不断看时间使你保持清醒，因为你的大脑一直在评估你已经睡了多久。你会突然想"我睡着了吗？"，然后当你意识到自己真的是醒着的时候，便开始惩罚自己。

Ⓢ 把你的时钟拿开，别看它。(如果它发出的是蓝光，对你的干扰会加倍) 它不能解决问题，只能加重你

的焦虑。如果醒来后知道已经很晚了（或者太早），告诉你自己现在是凌晨两点。你的大脑将会毫无恐慌地接受这个时间，因为尽管很晚，离起床你还有几个小时可以睡。

科技发展带来的负担

我们已经提到，大部分散发蓝光的小机械会如何在生理上干扰你，而且晚上上网会在精神上干扰你。当今这个 24 小时不打烊的社会，社交媒体无孔不入，让你无处可逃。当你应该睡觉时，你却不断想起推特上那些幽默的回帖，从而导致你更难入睡。

Ⓢ 在睡觉前一小时关掉电子产品。即使你不参与那些讨论，世界也不会停止，晚上没有你的参与，它也能运行得好好的（如果你没意识到这个，电子产品就会成为你的大负担）。

睡眠的帮手

下面讲的是睡眠最需要的东西。如果你生活中有很多这样的东西，你可能就不会遭遇睡眠问题。

规律性

每天在固定的时间睡觉、起床，这是创造睡眠规律的简单方法。你的身体在特定时间渴望睡觉，会强化你的生物钟。接下来的几周里，你都坚定地按点睡觉。一旦你睡得很好，你就会感觉更加放松，但是如果你很疲惫，就需要早点回家休息。你也需要在周末和假期严格对待自己，只允许自己多睡一个小时。其实最关键的是，当你想睡觉时你躺在床上，当你不想睡觉的时候，不要躺在床上。

Ⓢ 当你的身体感到疲惫时，不要忽视它。如果你需要早点睡觉，那么就去睡；但当你到了睡觉的点还不累时，那么就别睡。无论你多么精疲力尽，不要取消任何计划，否则你会更加在意睡眠问题，想"我不能像过去那样了"。忙起来会改善情绪。

运 动

运动会让你的身体和精神更好。当你的身体充满内啡肽时,你会感觉更开心,更有能力去处理失眠问题和它带来的后果。运动能帮你释放压力,帮助你睡眠。

研究表明,运动(促使你血液流动加速,心跳加速,出汗)能够使你有一个更深、更安稳的睡眠,因此你停留在睡眠阶段 3 和 4 上的时间更长。而且,运动可提高你的新陈代谢,使你感到轻盈。

Ⓢ 尝试列出你白天很容易就能做的运动,避免在很晚的时候运动。(运动提高肾上腺素分泌量,使人在短时间内更难入睡,因此要确保你有一个小时的时间放松肌肉。)你可以提前一站下公交,然后走路上下班,或者在早上跟着 DVD 运动,也可以在健身馆上课。

食　物

吃东西会影响你的睡眠,反之亦然。美国国家健康和营养调查发现,晚上睡 7 或 8 个小时的人吃的食物种类最丰富,睡 5 个小时的人喝水少,摄入更少的维他命 C 和微量元素硒（存在于坚果、肉类和贝壳类中），而上述东西会影响甲状腺功能，帮助维持稳定的新陈代谢。

Ⓢ 健康平衡的饮食有利于睡眠，并且定时吃饭也很重要。在晚上不要太晚吃饭，也不要吃太多，否则你的身体在你睡觉时还在忙着消化。然而，不吃饭睡觉也不好，因为空腹容易让人睡不着！睡前一个小时吃点不含脂肪的小零食会防止睡觉期间血糖下降（见下文的饮食建议）。

有利于睡眠的物质

在食物中有三大物质有利于睡眠：

色氨酸：蛋白质中含有的一种氨基酸。你的身体用色氨酸来产生血清素，血清素反过来产生褪黑激素——"睡眠激素"。

血清素：这种"幸福激素"在大脑和其他细胞间传递信息。它受光照而分泌，控制着我们的情绪。

缺少血清素会导致焦虑、抑郁和渴望摄入碳水化合物（包含血清素）。在晚上，血清素转化成褪黑激素。

褪黑激素：你可能已经很熟悉褪黑激素。这是控制身体的生理规律、促进睡眠的激素。这种激素从血清素而来，也可以在特定的食物中找到。你需要保证分泌必要的褪黑激素，最佳方法是在尽可能黑的房间睡觉（不要摄入褪黑激素补充品，因为这样可能会抑制你身体的自然分泌）。

⑤ 有利于睡眠的五大饮食

奶制品包含褪黑激素和色氨酸，而色氨酸可转化成血清素。其他奶制品，像松软干酪、奶酪和鸡蛋包含色氨酸和钙（素食者需要多吃列举的食品）。

碳水化合物刺激胰岛素的分泌，清理与色氨酸竞争的氨基酸血液。复杂的碳化合物，像薄脆饼干、面包和百吉饼，增加血清素，而谷物包含维他命B，维他命 B 可保护神经系统，缓和身体和精神，对抗焦虑、易怒、紧张和失眠。维他命家族是你的身体细胞所需要的，有助于碳水化合物和脂肪转化成能量。这些饮食对抗长期压力，有利于健康的神经系统运行。

富含蛋白的食物，像火鸡、鸡肉、牛肉和猪肉都包含色氨酸，而三文鱼和青鱼包含 Ω-3 脂肪酸（DHA），它们可促进褪黑激素的分泌。

水果，如香蕉可以促进血清素和褪黑激素的分泌，同时包含镁（一种肌肉松弛剂）。莓类也非常好，富含抗炎维他命和褪黑激素。

坚果富含褪黑激素，尤其是核桃。研究发现在食用核桃后，人们的褪黑激素增加三倍，因此午后或傍晚吃一把核桃有利于睡眠。

Ⓢ 更新睡眠日记

在你的睡眠日记上增加一些新问题，这次你将管理你的咖啡因、酒精和尼古丁摄入，以及饮食。

睡眠经历（其他问题）	星期一
你的睡前零食是什么，你什么时候吃它？	
你白天一般做什么运动？	
你一天抽几支烟，什么时候抽？	
你是否摄入咖啡因，如果有，什么时候？	
你喝了多少酒，什么时候喝的？	
你是否吃了安眠药？	

一周结束后，重读日记。你的睡眠是否有所改善？最难做出的改变是什么？你认为记日记值得吗？

你的生活方式转变越多，这些转变践行起来就越简单。写日记会使你意识到什么在起作用，而什么不起作用，并且会让你认识到坏习惯。一些事情已经是我们生活的一部分，因此我们做它们时都是自动的——一天喝八杯茶肯定会影响睡眠，但你可能并没意识到你已经喝了那么多。填写上面的表格将让你去直面那些可能引起睡眠问题的因素，并且找出解决之道（例如喝去咖啡因的茶）。

⑤ 好习惯的认知地图

画一幅你最难以解决的坏习惯的认知地图——也许你正尝试晚间戒烟，或者已经改掉晚 8 点喝浓咖啡的习惯。记录下来，坚持新的养生方法会让你产生怎样的情感、生理体会和怎样的行为。我们下面举了一个例子：

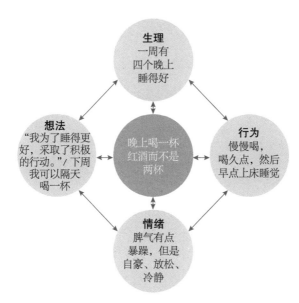

图 5.1　建立在新习惯基础上的认知地图

只减少喝酒的量未必能改善你的睡眠，但是如果加上改变饮食习惯，减少咖啡因摄入，多锻炼，形成新的睡眠习惯，那么你的睡眠就会得到明显改善。不要期待奇迹——不要希望自己突然睡得像睡美人一样好。然而，每一周你都可以看到自己的改变。你的身体可能需要一段时间适应改变，但是它不久就会稳定下来。你会发现，采取一些积极的步骤去改善事情是很激励人的。

温馨提示

√ 改变你的饮食成分和饮食时间会极大地提高
你入睡的几率。

√ 咖啡因、尼古丁和酒精都是睡眠的敌人，因
此晚上睡觉前尽量避免摄入它们。

√ 当你检验成果时，你的新习惯似乎就不再是
束缚。

06 | 你的休闲生活

放松 是一种技能——一种能心平气和享受的技能——它会改变你对睡眠的看法。下面是让你放松和平静入睡的指导。

为什么休息非常重要

为了营造适于睡眠的心理氛围,你必须改变上床时的生理感受。如果你像一个被激怒的拳击手一样,除非被击晕,否则是无法入睡的。

放松是治疗失眠常用的一种方法。当你精神紧张的时候,身体是无法完全放松的。在过去三十年的时间里,超过五十次的实验表明,放松可以极大地提高睡眠质量,并且可以使人更快入睡(一般要快20～30分钟)。在紧张的状况下是很难得到休息的,如果你惧怕上床睡觉,你的身体会做出回应——肌肉紧张,心率加快,心情焦躁。这是在受到惊吓的情况下才会出现的状况,随时准备战斗或是逃离。你只是试图保护自己,但可以想象,这对睡眠来说并不是理想的精神和身体状态。

新妈妈艾姆的梦魇

艾姆的儿子埃德蒙刚六周大。这是她的第一个孩子，别人告诉过她晚上的睡眠会减少，但她并没有做好准备。最近三周以来，她每天只睡几个小时。

刚开始，她只是在他焦躁不安或需要喂奶时才醒过来，然后又会迅速入睡。但是她很快就不能做到迅速入睡。因为她知道几个小时之后她又得醒来，她感受到了无法入睡的巨大压力。这种压力使她感到痛苦，现在，即使在埃德蒙安稳睡觉的时候她都无法入眠。她感觉自己就像一具说话含糊、行动迟缓的僵尸。她无法与其他新妈妈产生共鸣，因为她不是晚上被吵醒几次，而是整晚都不能睡。

现在她对夜晚充满了恐惧，她的身体和精神随时准备好战斗，如同一根绷紧的弹簧。随着时间一分一秒过去，她只能绝望地看着同伴和埃德蒙熟睡。她知道自己没有抑郁症，她对自己感觉良好，但随着失眠时间越来越长，她越来越觉得孤独和绝望。

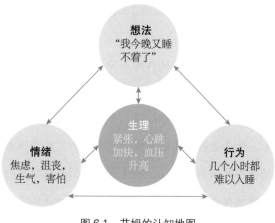

图 6.1　艾姆的认知地图

艾姆最需要做的事情是在睡前放松。压力和焦虑只会让她恐惧上床睡觉，而她的身体在应对这些情绪时就好像面对一个挥舞斧头的疯子（当你面对挥舞斧头的疯子时，你是不可能睡着的）。

怎样放松

放松能够使你的身体系统平静下来，保持思维冷静，身体和情绪平静。它也会使你少去做那些不利于睡眠的事情——比如在凌晨 1 点逃避睡觉或者开始干一件新的事情。

接下来，我们会讲一些放松的技巧。你应该尝试所有的技巧，然后找一个最适合你的。不要忽略任何的空想或胡言乱语——它们都是有效的，而且你可能会惊讶，自己居然很擅长这个。

放松技巧指南

- 一天至少练习两次，一次十分钟——一次是在你不需要努力入睡时，你可以真正掌握这个策略（一种便于在白天放松的方式），另一次是你入睡前的常规放松。

- 找一个你不被打扰的安静的私人场所——关

掉你的手机。轻松活泼的铃音每两分钟在你耳边响起的时候，你是不可能放松的。

- 找一个舒服的地方躺着，整个身体，包括头部都有支撑，如躺在地板上、沙发上或者床上。如果你不能躺着，那么坐在一个舒服的椅子里。（你躺在地板上时，可以在膝盖下面垫个枕头）

- 脱掉任何紧身的衣服，摘掉身上的配件，如你的手表、眼镜、珠宝——甚至你的隐形眼镜。任何可以拿走的东西都摘掉。

- 给自己十分钟，不为任何东西担心。放松先于任何事情。当放松结束时，你的大脑可以重新为生活担忧——你只是推迟想这些事，而不是忘掉它们。放松的成功与否取决于你的注意力和决心。

- 不要试图控制你的身体——顺其自然就好。不要担心或判断自己做得怎么样。现在你的重点是放松。提醒自己"担心不会有效"，

并不能得到放松。相信你自己——顺其自然
才有效。

- 考虑把练习说明录音，这样你就能不断听，
  而不是努力记住一切。

- 最后——要有耐心。放松不是自动发生的，
  它是感到有压力和焦虑的人必须学会的一种
  技能。你练习得越多，放松起来会越容易。

Ⓢ 深呼吸

专注于呼吸是一种集中注意力的好方法——无论当
时你脑子里在想什么。深呼吸会让你的身体和精神
都放松下来。深呼吸有五个步骤，你可以在任何地
方尝试。

1.把手放在肚子上。用鼻子缓慢地、深深地吸气，
保持你的肩膀放松。当吸气使你的肚子鼓起，你能
感到你的手随之上升。

2.保持两秒钟。

3.通过你的嘴慢慢地呼出，感到你的肚子瘪下去。当你呼出时，轻轻地噘起嘴唇，保持你的颚放松。呼气时，你能够听到一个轻声的"呼"的声音。

4.当你吸气时，面带微笑。微笑能让你感觉良好：想一些你喜欢的事或人，或者什么也不想，只是保持微笑。

5.重复几分钟，直到你冷静下来。

⑤ 逐渐放松肌肉

50多年前，物理学家埃德蒙·雅各布森博士发现，如果你绷紧肌肉几分钟，然后放松它，肌肉就会完全放松——比你没绷紧它要放松得多。

在紧张的状态下，绷紧肌肉是很自然的事，而且有时你根本就没有意识到自己绷紧了肌肉。绷紧，然后有意识地放松全身不同的肌肉组织，这会让你进入深度放松状态，而深度放松被证实可以减轻很多问题，包括失眠。放松还会放空你的大脑，因为你被迫关注身体，而不是白天的各种事情。一旦担忧在你的脑海里久驻（这些都是很自然的），就把它们踢出去，把你的注意力放在你做的事情上。

当你放松紧绷的肌肉时，你要么喊出声，要么在心里告诉自己，"随他去吧"。这些听起来很荒谬，但很重要。这意味着你在有意识地控制练习——你不仅是在放松肌肉，而且是主动去放松——有意识的练习会使你更能把注意力集中在放松上。在放松过程中，你告诉自己，你别无选择，你的思维只能放在练习上。绷紧手臂是没有意义的，后面你会继续想为什么自己睡不着。

下面的小贴士应该被运用到练习的每个步骤中。

- 当你紧绷时，尽可能地紧绷自己，但是不要紧张。
- 至少紧绷 10 秒。
- 当你放松时，请在心里或大声喊出来"随他去吧"。
- 放松时，注意那种紧绷离开你的肌肉的感觉。

- 放松 15～20 秒，享受这种放松的感觉。

Ⓢ 放松练习

- 做三次深呼吸（如前文所提到的），当你呼气时，想象所有白天的紧绷与压力离开你的身体。

- 紧握你的拳头，保持 10 秒。注意紧绷的感觉，观察肌肉紧绷，说"随他去吧"，然后放松。

- 把你的前臂压向肩膀，绷紧，保持，说"随他去吧"，放松。

- 伸直手臂，锁肘，绷紧二头肌，保持，说"随他去吧"，放松。

- 尽可能地扬起眉毛，绷紧额头。保持，说"随他去吧"，放松。感受你放松时变得平缓的额头。注意力集中在你的脸部。紧闭你的双眼。保持，说"随他去吧"，放松。努力张大嘴，绷紧下颚。保持，说"随他去吧"，放松——让你的双唇和下巴放松。

- 让你的头陷进枕头里，绷紧颈部后面的肌肉

（小心不要拉伤）。保持，说"随他去吧"，放松。人们在这种情况下通常会有紧绷感，因此如果必要可重复练习多次。把你的肩膀上耸到你的耳朵处，然后放下来。尽可能把你的肩膀往后推。保持，说"随他去吧"，放松。如果有必要请重复。

- 吸气收腹。保持，说"随他去吧"，放松。想象一股放松的波浪在漫过你的腹部。

- 上拱你的后背。保持，说"随他去吧"，放松。（如果你会背疼，那你就掠过这个阶段）收紧你的臀部。保持，说"随他去吧"，放松。想象你的臀部肌肉的紧绷感。

- 身体下蹲，大腿与膝盖平行，绷紧臀部。保持，说"随他去吧"，放松。向上勾起脚尖，绷紧小腿肚肌肉（小心不要抽筋）。坚持一会儿，放松。脚趾向下弯曲，然后放松。感受一下身体残余的紧绷感。如果有特定的部位依然感到紧绷，那么把那部分肌肉重复练习一遍。

- 感受一股放松的波浪席卷你的身体，从你的头部开始，穿过你身体的每一个肌肉组织，一直到你的脚尖。

⑤ 想象训练

形成想象的习惯可能需要点时间。它包含形象化技术的使用，把你的注意力放在平和或中庸的形象上，降低你易怒的反应，保持精神和生理上的冷静。想象需要练习，因此第一次尝试不要选在你睡觉前，否则，如果它不能立刻生效，你会感到焦虑。相反，白天练习十分钟，直到你充满自信，然后纳入你日常的放松程序中。

找一个你不会被打扰的地方，坐下或躺下。

- 闭上你的眼睛，想象一个平和的地方。某个让你完全放松的地方——也许是一个阳光充足的沙滩，山边的一汪湖泊，你最爱的靠椅或者和你最爱的人坐在一起。
- 到达你想象的地方，你需要走下一个十级的楼梯。

想象你站在楼梯的顶端，开始准备走下第一阶。你冷静而放松，期望到达那个地方。

- 想象你的每一步都走在软软的地上——就像是暖暖的沙子——随着你从 10 数到 0，你感觉白天体验到的所有紧张都离开了你。

- 当你数到 0 时，在你的脑海里请说那句"随他去吧"，然后步入那个平静的地方。你环顾四周，走走停停，看着那些色彩，聆听那些声音，想象那些气味和画面。

- 让那些画面栩栩如生，注意一些小细节：你穿了什么？你是否光着脚——沙子流过你的脚尖？把你喜爱的所有东西都组合进来，这样能使你感觉安全：海的声音，阳光照在你的皮肤上，或者有一种特别的香气。

如果这个地方和它带给你的体验深植于你的记忆中，无论你什么时候有压力或感到焦虑，你都能够想起这些画面，然后，你的身体能找回那种安静的感觉。

⑨ 正　念

正念不同于放松——它是一种使大脑和身体聚焦于当下的练习——聚焦于你周围正在发生什么，而不是你的脑海中正发生什么。正念已经被证明会对情绪、神经系统、压力荷尔蒙、免疫系统和睡眠产生积极影响。

正念鼓励你把思维仅仅看作思维，把情绪仅仅看作情绪。当人失眠时，正念能中和失眠带来的痛苦和恐慌。通过专注力控制你的思维而不是让你的思维控制你，因此，你会处于一种较好的精神状态中——从而更易入睡。

正念意味着不要判断和勇于接受。不要判断你的睡眠能力，只是接受事实，那么你就会感觉不那么紧张了，因而你就能更容易入睡。接受即将发生什么，然后选择做什么，例如，你睡不着，感觉不累，那么起来做一些别的事情，直到你感觉有睡意。要知道那些短暂的集中睡眠比长时间断断续续的睡眠会让你感觉更好，因而当你睡不着时，不要太焦虑。

有研究评估了一个为期6周的正念项目，样本为30名失眠患者。一半的研究对象报告说，在经过治疗后，他们醒着的时间减少了50%或者更多，除了2名研究对象没达到治疗效果外，其他研究对象的睡眠问题都有一定程度的缓解。

🅢 关于睡眠的正念

在白天，在你睡觉前或者是在深夜醒来时练习下面的事项。

1. 想象你自己在一个河堤上，看河流流过去，阳光闪烁在河面。

2. 你注意到一棵树长在河边，枝条伸向河面，你看到一片叶子下落，盘旋向下，落在水面上，然后随河水漂流而去。

3. 一片接着一片的树叶掉落。

4. 随着一片树叶的掉落，你将有关睡眠的一种消极想法投放在这片树叶上，不去分析它，也不去评价它。

5. 把想法投放在树叶上，看着它坠落河面，随河水逝去。

6. 下一片树叶掉落时依旧如此——把想法投放在树叶上，让它随河水飘远。

7. 感觉水漫过你，你的忧愁像水一样流走，困意袭来。

这只是一个例子，如果你感到放松，那么就运用它。这么做的意义在于放空大脑——停止那些带给你压力或妨碍你睡眠的想法。你只是承认它们，顺其自然，而不是深陷思维的泥潭中。

🅢 放松的认知地图

在尝试所有的放松技巧后，绘制认知地图，专注于其中的某一项或者所有技能。练习前和练习后你各有怎样的感觉？诚实一点——如果你觉得某项练习"根本没有用"，你练习后根本没有改变，那么也把它记录下来。

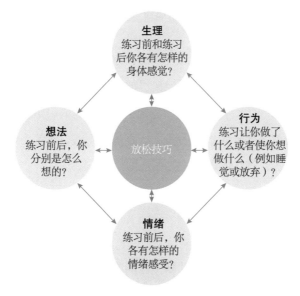

图 6.2 关于放松技巧的认知地图

是否有一种练习让你感觉有效？它是否影响到了你的思维，你的身体？你会怀疑自己在做什么以及是否貌似疯狂？这样想是否会阻止你投入到你正在做的事情中？绘制认知地图应该能帮助你发现放松有助于睡眠。然而，如果你发现练习不如你想象的那么有用，那么一定是某个地方出了错。例如，你在思维一栏写道"根本就是胡说八道"，那么这就会影响到你的行为、身体和情绪。

当你努力让思维更加开阔时，你可以选择是否再来一次练习。你不能强迫自己放松，正如你不能强迫自己睡觉一样。如果你不是一个冷静的人，这些技巧就需要一定的练习量。一直练习下去，你练习得越多，你身体就能越快地进入放松状态。

放松下来

制订一份夜晚放松计划（休闲或者正念是其中一部分），这将使你更有掌控感。你能够开发出一种方式使你的身体确认，以后能自动地为睡眠做准备。

⑤ 你的放松方法

设计一个睡觉前一小时可用的放松方法。列举一些你很喜欢的东西，消除你的压力。下面是一些好的想法：

- **阅读**。无论你喜欢看重口味恐怖小说或者情色小说，阅读使你的大脑从担忧中释放出来，阻止你胡思乱想。注意这种情况，你已经读了一章，但是你一个字都没看进去——如果你想其他的事情，你就不能投入。同时，不要在床上阅读。当你有睡眠问题时，床最好是只用来睡觉和做爱。在其他地方读书，你的身体和思维便只会把床与睡眠联系在一起。

- **洗澡**。洗澡是一个放松的好方法。给自己时间冷静下来是一件很享受的事情。而且，研究表明，当你洗完一个热水澡时，你的体温下降——和睡眠相同的生理反应——使你感觉疲惫。

- **芳香疗法**。特定的精油有助于放松（甘菊、薰衣草、佛手柑、茉莉、玫瑰和檀香木）。加几滴精油到你的洗澡水中或者洒一点在枕头上。

- **按摩**。让你的同伴给你做一个肩膀和背部的按摩。

- **做瑜伽或者冥想。**按照说明手册或者 DVD 来做瑜伽或者冥想。

- **喝热牛奶。**研究显示热牛奶经常让我们想起童年，促使我们睡眠。然而，即使童年你没有喝过牛奶，它所包含的色氨酸也会让你感觉疲劳，从而促使你睡觉。

- **吃点零食。**如第 5 章所说，睡前一小时吃点零食会促进色氨酸、血清素和褪黑激素的分泌。

- **看电视。**在合理的时间点看电视，并严格要求自己在节目结束后关掉电视。如果你准备 11 点睡觉，就不要在晚上 10 点的时候开始看惊悚片。如果你很兴奋的话，就会睡不着。（如果有好看的电视节目，关掉电视真得很难。但第二天早上你会因为昨晚看了 12 集电视剧而感到糟糕透顶。）

一条基本原则是，避免在很晚开始做事情——比如给妻子打一个紧急电话（早点打）或者开始一个新的工作项目（可以第二天上午早点开始）。同时，确保你在放松前完成了所有的重要事情。争分夺秒没有意义，休闲下来，然后拖拖地板。

你需要掌握一种使自己平静的方法，或至少一种休闲技巧或一种正念技巧。下面是一个例子：

一小时的放松（准备晚上 10：30 上床睡觉）

9：30pm	看半个小时最爱的喜剧
10pm	开始洗澡
10 ～ 10：10pm	把灯光调暗，洗澡时练习想象放松技巧
10：10pm	沉浸在热水浴中
10：30pm	喝杯热饮（药茶或者脱脂牛奶），然后睡觉

你的方法可以包含你喜欢的任何事情（用于休闲的），并且你想持续多久就多久。我们所建议的一个小时有时并不符合你的实际情况。然而，当你尝试理清你的睡眠模式时，确保自己在睡前至少有一点预备时间（即使有时并不需要 1 小时）是很重要的。如果你每晚都去酒吧，那么在接下来的两周里，每

天提前半个小时回家，这样你就有时间放松了。如果你有一大家子人需要照顾，告诉他们你需要点时间放松，不希望被打扰。练习你的放松技巧，用15分钟时间读书——其他任何东西你都要有意识地屏蔽。为自己留出休闲时间，这真的能改变你的睡眠感受。

温馨提示

√ 学会休闲需要一定量的练习，但是一旦学会
  了，它真的会改变你的生活。

√ 规律的睡前放松会让你在心理和身体上都为
  睡眠做好准备。

√ 睡觉前严格控制你的时间，将助你酣然入梦。

07 | 摈弃你的消极想法

消极的想法之于睡眠，就如氪星球之于超人，它们毁掉了一切。本章告诉你如何改变关于睡眠的想法，让你的身体和大脑有休息的空间。

不间断的忧心事

我们知道大部分睡眠问题源于压力情境，你脑海中重要的事（不一定是消极的事情），生活中的困境或者干扰你睡眠环境的事情。总的说来，我们期望，当上述睡眠问题得到解决时，你的睡眠模式会回归正常。然而，当睡眠开始折磨你时，你的注意力已经脱离了根源问题，转而关注睡眠——因此即使当初引发睡眠的问题得到解决，睡眠问题仍然存在。

睡眠焦虑会主导你的时间和头脑，这很令人沮丧，因为焦虑会浪费大把的时间，并且让你睡不着。

苏菲的睡眠问题

苏菲处在一种尴尬的关系中，而且她不知道如何应对。她的伙伴理查德在情感上非常依赖她，而且明确地说过他离不开她。她已经几个星期都没睡好了，晚上躺在床上一遍又一遍地想她怎样以及何时去解决这个问题，她是否能做到。

在工作中，苏菲感到无精打采。她已经迟交了一份提案，犯了许多她不该犯的错。她把所有注意力集中在"假设"上。"如果我离开，他崩溃了怎么办？""因为我没睡觉，处理不好工作怎么办？"她感到孤独和孤立。苏菲非常疲惫，快被压垮了。她感到无法和朋友相处，开始逃避社交场合。她甚至都不想回家，所以她花很多时间独自待在咖啡馆和酒吧。

苏菲觉得如果她睡得很好，她便能够更好地处理她和理查德之间的事情——因此她把源自理查德的忧虑转到了睡眠上。她开始在晚上喝酒，熬夜看电影。她的睡眠问题越来越严重，不得不因为疲惫而辞掉工作。

几周后，苏菲和理查德不得不把有些事情说开了。分手如预期的那样难受，但他们都知道这样做是对的。然而苏菲仍然睡不着。她的生物钟已经紊乱。她在生活中所采取的行动并没有解决睡眠问题，反而使她更脆弱。现在，她每晚都要担心自己的睡眠是否会恢复正常——然后这些担心又会使她想到理查德：分手决定是正确的吗？

当你睡不好或失眠时，你看待生活的角度与那些睡得好的人的角度是不同的。你不仅担心睡眠，而且你尝试着控制它，围绕它做计划，使它成为你每日生活的焦点。你的消极想法给一切蒙上了阴影——你的卧室，你的床，傍晚，清晨，工作，自信等等。你也会把一切错归因于失眠，如"要不是我很疲惫，这就不会发生"，或者"如果我能睡着，我就能应对这个。"

过度思虑睡眠会让一切更糟糕。你在想一些你根本不应该想的事情，评判你是否睡够了，你是否能处理好白天的事情，猜测你未来会睡得怎么样。你也常常关注那些与睡不着相关的症状，如疲劳、暴躁和情绪低落。而你的身体会做出相应的反应，易怒、睡不着也就成了必然，正如你害怕的一样。你不怪自己的胡思乱想，反而怪睡眠——从而整个循环又开始了（如图 7.1）。

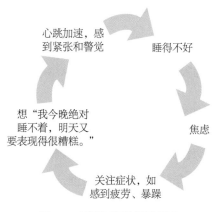

心跳加速，感到紧张和警觉

睡得不好

焦虑

想"我今晚绝对睡不着，明天又要表现得很糟糕。"

关注症状，如感到疲劳、暴躁

图 7.1　睡眠不好的恶性循环

记住，你没有想着呼吸，但呼吸仍在进行。你没有想着心跳，心跳如故。你没有想着吞咽，却吞咽自如。

睡眠亦是如此，因为它是我们人类与生俱来的。担心它只会让它更糟糕，担心睡眠会诱发消极的情绪和生理感受，从而导致不当的行为。

你的任务就是重新发现自然的睡眠节奏——让睡眠成为一种自发行为——当你把我们的策略都付诸实践时，这些便会自然发生。一旦你学会了如何摈弃一些关于睡眠的消极想法，不再把问题都归咎于睡眠，你就能更好地处理生活中的其他事情。

担忧和自发的消极思维（NATs）

有关睡眠的消极思维可以分为两大类：

1. 担忧： 有意识地固着于一些焦虑想法。担忧指的是你花时间有意进行的消极思维。当你在担忧一些"如果……怎么办"的事情时（"如果我明天晚上睡不着怎么办？"），你很可能是在花时间想一些往往不会发生的事情。

担心一些事情可能发生会引发你身体的反应，就好像你担心的事情真的发生了一样。当你或战斗或逃避的反应被启动时，你就可能真的睡不着了。你让最害怕发生的事情发生了。担忧不仅浪费时间，而且会使局势进一步恶化，"我今晚睡不着怎么办？"会转变成"因为我很疲劳，我考试考砸了怎么办？"

2. 自发的消极思维（NATs）：一种存在于脑海中、你还没有确认或者意识到的思维。

与担心不同，自发的消极思维并非深思熟虑的。它们只是你脑海中一闪而过的一些评价和解释，如"我从没睡好过。"它们也可以是有意识的或经过深思熟虑的，但是它们通常是自动发生的，你甚至都意识不到它们——你接受它们，把它们归类成某种事实。它们很容易被接受，因为它们经常看起来真实合理（你不可能记得上次你睡得好的时候），但它们确实不合理、不真实（在过去几周的某些时刻，你补回了一些睡眠或者你没有梦游或说梦话）。这些自发的消极思维都是一闪而过，你甚至都注意不到它们。但是你一直没有注意到它们，并不意味着它们不能产生伤害。它们能引起担忧，使你情绪低落，身体紧张，也会导致你做出不恰当行为。

如果你有任何自发的消极思维并与它抗争，我们敢保证，99.9% 的时间将会被浪费。然而，这就是消极偏见诞生的地方。当你情绪低落的时候，你需要找点东西出气——那就拿睡眠说事吧——因而你开始寻找证据去验证你的灰暗思维："因为我很累，所以我把邮件都弄乱了"。事实上，你感觉很累和你犯错没有关联，这本不会影响你的消极偏见思维，但事实是它竟然影响到了。你需要去改变那些关于睡眠的消极看法和态度，以减少与睡觉有关的消极感受。这是使你的睡眠回归正常的唯一方法。

你越相信和接受自发性消极思维，你就感觉越糟糕——就越不可能睡着。不幸的是，你越焦虑，你就会越相信，越难以驱除那些想法，于是产生越多的偏见。你必须去克服这些想法——意识到它们并不是事实，只是假设——并寻找证据驳斥它们。以上面提到的邮件错误为例。不要把邮件错误归咎于疲劳，你应该问自己"以前我不疲劳的时候，我是否犯了相似的错误？"你不要把错误都归咎于睡眠，而你的睡眠不足不会总影响你的生活。好吧，坏消息是你犯了错，而好消息是疲惫不会毁了一切！

因为担忧和自发性消极思维均会影响你看待睡眠问题，它们在这方面起到了相同的作用，因此我们把它们都归为"消极思维"，因此我们可以同时解决它们。

你的消极认知地图

你可以用认知地图来呈现你最近对睡眠产生的某种消极思维（担忧或自发性消极思维）。它可以是任何打扰你睡眠、让你睡不够、晚上睡不着或白天打瞌睡的事情。写出这种思维是怎样在情感上和生理上影响你的，以及它怎样影响你的行为。

我们以上面提到的邮件错误的例子作为示范：

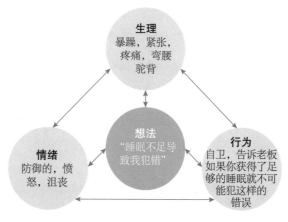

图 7.2　消极想法的认知地图

把你的消极思维放在显微镜下，你就能看清它们的破坏性，看清它们是怎样影响你生活的方方面面。是的，失眠很可怕，但是担心它无疑是浪费时间。如果你不做出一些主动的改变，你一定会把问题恶化。

消极思维之外的其他选择会让你以一种有用、积极的方式去应对，从而赶走睡眠的压力。

⑤ 成为消极思维的侦探

你需要对抗那些自发的消极思维，审视它们，确认你对睡眠持有的消极态度、想法和偏见。这会帮助你评估这些想法是否合理，是否有证据支持它们。辨别消极思维能使你更客观，这对你挑战它们以至最终解决它们而言都很重要。下一章我们会讲一些内容。

下面，我们列举一些引起和维持失眠的重要思维偏见。

预言家的错误

你预期那些事情的结果会很糟糕，而且你表现得就好像事实如此——"今晚我无法睡觉了"。

⑤ 真相：你不能也不需要控制睡眠。你能缓和这一过程，但睡眠是由同态调节和生理节奏控制的。不要给自己压力，让睡眠自行运转。

归咎游戏

你把每个问题或事情都归咎于你睡不好的事实——

"因为我很累，所以我被绊倒了"，或者"因为我很疲惫，所以我和朋友吵架了"。

Ⓢ 真相：睡眠能影响情绪、注意力、记忆力和工作表现，但它不是这些问题的唯一原因。引起这些问题的因素有很多，而且这些问题也会经常困扰睡眠好的人。别把失眠当作自己表现不好、不努力或者不幸的借口。

灾难化

你把一些极端的结果归咎于睡不着，夸大了灾难的可能性，低估了你的应对能力，例如"每个人都觉得我的工作表现很糟糕，因为我总是很疲惫"。

Ⓢ 真相：睡眠可以在几周或几个月的时间内补回来——甚至你只需要补上你所缺失睡眠的三分之一就可以。如果你连续几晚上都没睡好，别恐慌——补回来就是。别想它。了解这一点就能让你不用畏惧失眠对你白天生活的影响，也不用改变行为来干扰睡眠。

绝对思维

所有东西都界限分明，非黑即白——要么"我睡得很好"要么"我睡得很差"和要么"我睡的很好，所以我很迷人"要么"我睡得不好，所以我很丑陋"。

Ⓢ 真相：睡眠没有如此魔力。好或坏的睡眠与白天表现好坏没有直接关联——你很疲惫时也可以有美好的一天，你不疲惫时也可能有很糟糕的一天。这就是生活。是墙就会有阴影，睡眠也是如此。

过度概括化

你放大了一个消极事件，使它具备了无限扩大的潜能——"我再也睡不着了"，或者"下次有压力时，我还会睡不着"。

Ⓢ 真相：一晚上睡不好不代表一个礼拜睡不好。根据你的睡眠日记去比较，你经历一个睡眠糟糕的夜晚之后，第二天白天你是怎么表现的——很有可能

你表现得不错。同时，把我们所有的策略都运用到生活中，你将看见一些积极的转变，从而驳斥你永远睡不好的理论。

管中窥豹

当你焦虑时，你就开始偏激。你关注睡不好的某个侧面，而忽略其他信息。例如，你认为肩膀疼是因为没睡好，而不是你前天打了高尔夫球。

Ⓢ 真相：放弃你对睡眠的偏见。关注那些体征只能让它们更糟糕，你不停地找证据证明睡眠毁了你的生活，这样做是无益的。忙碌起来，转移自己的注意力，关注那些真正产生影响的事情。

温馨提示

√ 消极地思考睡眠只会让你睡不着。平抚你的
  思绪便会安抚你的身体，让它得到休息。

√ 质疑你的消极思维会证明事情似乎没有那么
  糟糕。

√ 对于睡眠的思考越积极，越会使你的生活充
  满正能量。

08 | 改变你对睡眠的想法

现在你已确认，对于你的担忧和自发性消极想法，你能对抗和检验它们。这一章将证明它们都是浪费时间，没有意义的，不值得你去思考，并且本章会教会你怎样处理好它们。

怎样挑战消极思维

识别出你对睡眠有哪些担忧和自发性消极思维，这将会使你保持警惕。承认它们对生活也会产生影响，你就在限制其影响力方面迈出了一大步。你关于睡眠的消极思维将使问题永久化。现在你处在一个关键点上，必须决定你是否想要它们继续占据你的大脑，浪费你的时间。好消息是，它们是相互关联的，因此，挑战你的自发性消极思维将减少你对睡眠的担忧，反之亦然。认知行为疗法将改变所有不良信念，因此，如果你的思维没有让你感觉低落和焦虑，你就没必要去想那些负面的东西。

莉齐的长夜

消极思维

莉齐已连续四天睡不着了，因为接下来的一天，她要面对一项压力很大的工作。现在是凌晨1点，她6点就得起床。她想，"我现在都不困，所以我肯定睡不着了。明天肯定毁了，一定会表现糟糕"。她感到焦虑、沮丧、心跳加速，她觉得很热、很慌乱——想睡觉简直不可能。

挑战消极思维

患有失眠症的人晚上大都睡不好，第二天他们通常会低估自己的睡眠数量。他们预期自己会感觉疲劳，因此他们关注任何疲惫的感觉。对这种消极思维的迷信，会让他们的身体和大脑都处在压力下，反过又妨碍了他们的睡眠。莉齐可以睡一会——即使睡眠时间不如她需要的或想要的那么长，但她稍后还可以补回来。此外，莉齐第二天的状态可能不是最佳状态，但她的身体会努力去度过这一天。

积极思维

如果莉齐这样想，"我还不累，但我通常会睡一会，如果我不去想能否睡着这件事，我可能马上就能睡着"，如果她能在情感上和生理上都很冷静，也会更可能睡着。

对自己境况的理解越贴近事实，你感受到的压力越少，你就越可能采取实际的措施解决睡眠问题。

大部分消极思维都是建立在错误信息之上。你可能相信，糟糕的睡眠会持续几天或几周，或者晚上醒来就意味着你第二天的表现会很糟糕。这些都不是真的，但是如果你相信了它们，它们就会成真。你需要更实际一点，这样消极思维才不会有立足点，你不需要害怕，睡不够未必一定带来某些后果。

⑤ 你的消极思维日记

在日记中记录你对睡眠的消极思维。这会让你辨别出你到底在担心什么（你可能认为醒着躺在床上是你最大的问题，而事实上最大的问题是你不知道你第二天早上会感觉怎么样），也会让你确定是什么因素引发了这些消极思维。你需要评估它是哪种思维（例如预言家的错误或是灾难化），这将为你提供挑战它的一些简单方法。利用你从这本书中所学到的和你的睡眠日记，你可以改变你对睡眠的消极自动反应，让思维更冷静、中立和少点破坏性。

对抗消极思维的问题：

- 这个想法的证据是什么？
- 什么证据可以驳斥它？
- 为什么你认为它是对的？
- 可能会有什么转机？
- 最糟糕的结果可能是什么？
- 你能与它共生存吗？
- 相比你害怕的结果，是否存在更加实际的结果？

通过挑战你的消极思维和担忧，你可以思考各种选择，并开始变得积极起来。填一份表格（如下）应该能让你明白，接受消极思维简直荒谬至极。它们不能帮你入睡，它们实际上赶走了一切可以让你睡着的可能性。

诱因	思维	思维偏见的类型	挑战思维	积极行为
夜间醒来	"我明天搞不定了"	预言家的错误：我预期事情最终会很糟糕，而且我表现出好像事实的确如此。	是的，失眠会影响精神，但是我的身体会努力让一切变好。	不要取消计划，或者告诉别人我很累。把睡眠问题放在首位会分散我做其他事情的注意力。
辗转反侧	"失眠让我生病"	管中窥豹：我只注意到了睡眠坏的一面，忽略了更多其他重要信息。	失眠可能是我生病的一个症状，而不是诱因。	尝试解决健康问题（看医生）和睡眠问题（用本书的技巧）。
睡不着	"昨天晚上是我睡得最糟糕的一晚"	绝对思维：每件事情都界限分明，非黑即白。	昨晚真是我睡得很糟糕的一个晚上吗？我可以查看我的睡眠日记。	如果我昨晚真的睡得很糟糕，我能看见那儿做的不一样，并运用所有的策略。一个月后，检查睡眠是否有所改善。如果我没有睡得很糟糕，那么我应该停止这些无根据的概括。
易怒，容易和伙伴争吵	"因为我没睡好，所以我会和他争吵的"	归咎游戏：把我的问题归咎于缺乏睡眠。	易怒是一种正常的人类情绪，它也会影响睡眠好的人。缺乏睡眠可能加重这一情绪，但它并不是引发这一情绪的唯一原因。我能选择的是不要那么好争辩。	辨别清楚引发易怒的根本原因，想办法解决它。如果真的是睡眠引发的，那么练习放松技巧，让自己冷静下来。

⑤ 核查现实

有时你对事情的思考和感受并不是事实真相。例如，因为你很疲劳，你可能担心自己在工作中很松懈，但是其他的人却认为你做得很好。当你感到消沉、担忧和精疲力竭时，你会本能地期待和预估最糟糕的结果——从历史上看，这种反应可以帮助你避免危险，但是大多数时候它只会让你感觉十分糟糕。

消极思维通常具有毁灭性，因此你需要（坚定地）告诉自己更实际的思考才是一种正确的方式。而你唯一能做的是，找出证据去支持新的积极思维，驱逐消极思维。

填写"核查现实"表格（发现对立面），检验你的假设和预测的有效性。

问自己五个问题：

1. 情况: 在下面的情况栏，写下具体的消极思维，例如我没有睡够我所需要的八个小时。

我早上醒来时的感受决定我这一整天的感受。

每个人都知道我睡得不好。

2. 预测：接下来，记录你预测的事情是否发生，用 0 ~ 100 量表来标记你认为某件事情发生的可能性（0= 根本不会发生，100= 完全证实）。你也需要思考你如何判断你的预测正确与否。

3. 实验：设计和实施一个实验，检验预测。

情况	如果我感到疲劳，我就不会有精力去看别人。	我没有得到我所需要的八个小时睡眠。
预测 • 你认为将要发生什么？ • 它可能发生吗?(0 ~ 100) • 你怎么知道它是否发生？	• 我没睡好 • 我（100） • 我是一个坏搭档，很容易发怒。	• 我搞不定第二天的工作。 • 我（100） • 我不能集中注意力，所以我犯错。
实验 • 你怎样检验预测？	无论睡得多少，接下来的一周坚持我日记中的计划，看看我是否心情愉快。	监督下一次睡眠不足八小时时，我是怎么办的。同时，诚实地回答我犯的任何错误是否都是疲惫的结果。

结果		
● 到底发生了什么?	我参加了三次聚会,并且真的很愉快。人们说他们见到我很开心,因此我不是一个坏伙伴,我并没有像自己担心的那么暴躁。	我感到疲劳,但是我没有因为疲劳而出现差错。我能集中注意力,尽管在做一些事时需要更长的时间,但是即使在我不疲惫的时候,这种情况也会在工作中发生!
结论		
● 检测后,你对这种情况和预测作何感想?	身体可以应对一定程度的失眠,因此把我们的担忧控制在一定的范围内很重要。坚持自己的计划,直到自我感觉好了为止。	整体上,在经过糟糕的睡眠后,我处理得还不错。我昨晚没睡好,今早醒来的第一件事是错误地假设我搞不定白天的事,但是我的感受与真实发生的事情之间还是有所不同的。
● 你最开始的预测发生的可能性有多大?(0~100)	● 我(50)	● 我(60)

4.结果:回顾,记下真实结果。

5.结论:写下这个测试让你对最初的想法作何感受。同时,从你的新观点出发,以同样的量表值(0~100)重新评估你原来的预测是否一定会发生。这两个数据的差距足以说明,你不能轻易预测未来,它只会让你毫无缘由地感到压力。

检测你的想法能真正让你明白，消极思维完全是浪费时间——这些时间应该被花在做其他事情上。

该检测没有任何时间限制——无论你什么时候因睡不着感到焦虑，你都应该用这些问题检测你的恐惧。它能让你知道，你仅仅是害怕某些事情发生，而这并不代表这些事情一定会发生。当我们情绪低落时，通常主动采取消极的方式，于是促使了坏结果。我们低估了我们的能力——并且有时候把一切归咎于疲劳会更方便，因为这意味着我们不用为自己的行为负责任。你应该采取积极的措施证实不祥的想法是错误的，这会使你在精神上和生理上都感觉更好。过去的行为是未来行为的最佳预测——因此，如果你以前在睡眠不好的情况下能应付得来，那么你以后也能。担忧只会维持你的问题，不能解决问题。

ⓢ 别对睡眠抱有希望

你知道印着"决不放弃"字样的 2001 版团队建设

T 恤衫吧，你还穿着它睡觉吗？现在，把它扔了。你可能已经烦了，我们不厌其烦地和你说不能强迫睡觉，但这是你所有睡眠问题的基础。解决睡眠问题的唯一方法是停止一切强迫，不要再强迫自己睡眠，这也可以让你的身体免于焦虑。想要做到这一点，你需要催眠自己，使自己相信无论你睡不睡得着，你都无所谓。是的，这是一种自相矛盾，因此这个策略有一个正式而好玩的标题"矛盾意向疗法"。它是由美国睡眠医药学会提出的，研究显示，首先你要去除那些对睡眠的预设，它才会生效。你需要开始想，你躺在床上醒着是一件好事——可以放松和冷静。告诉你自己，当你准备好了的时候你就能睡着了，因此你不需要让你的身体和思维屈服于睡眠。你没必要担心这么多。

这可能与其他事物形成对比，对于其他事物，你所想的或相信的就是正确方法，但是就睡眠而言，不关心才是最好的。别把自己置于压力之下，这样你就能睡着了。

⑤ "我不关心睡眠" 的咒语

列举一系列陈述，告诉你自己睡不着不是世界末日（因为它不是世界末日，所以不要在意你的自发性消极思维和担忧）。把这些想法写进你的日记本，这样无论你什么时候发现自己焦虑时，你都可以拿出来看一看。你可以从下面一些想法开始：

- 即使睡得很少，我也能表现很好
- 我最后一定能睡着
- 早上的感觉不能决定我的一天
- 分段的短时睡眠比受干扰的长时睡眠要好
- 我只需要在一个月的时间里补充我缺失睡眠的三分之一就可以
- 我的身体可以承受一定程度的失眠
- 我需要实事求是地对待睡眠，不要被担忧所困扰

⑤ 思维阻抑

同时思考两件事情是很难做到的，（与一些趋炎附势的

小人所喜欢说的相反）——这时候很容易出现思维阻抑。如果你总是在担忧，那么一个人待一会儿，闭着眼睛，每两秒钟在脑海中重复一个毫无情感含义（如the 和 one）的单词。这样保持 3 ~ 5 分钟，直到你的担忧渐渐减弱。这就像你正在想某件事，但你朋友却不停地在你耳边说其他事情——很快你就会转而听你朋友说，而忘掉你原来在想的事情。专注于你在默念的单词，你会感到更冷静，就像你能重新掌控你的思维。

这个练习与数羊非常类似。数羊背后的哲学是，当你尝试睡觉时，你需要把那些搅乱你思绪的思维阻止在外。如果数羊对你有效，那么就尝试它！

温馨提示

√ 担忧会妨碍你睡眠。

√ 质疑你的自发性消极思维将证明睡眠不是你生活的全部。

√ 停止强迫自己入睡，你会自然地睡着的！

09 | 给睡眠一点压力

我们 已经知道怎样管理与睡眠有关的担忧和消极思维，但是处理其他事情带来的压力也很重要。这一章，你将学习处理那些影响你睡眠的日常焦虑。

压力管理

处理压力是日常生活中很正常的一部分。我们所扮演的社会角色，如作为朋友，亲人，合作伙伴，父母，同事，邻居，学生等，经常使我们处于压力之下。我们不仅仅以自己的标准衡量成功，同时也参照整个社会的标准。通常，他人对我们的期望，以及对我们如何行动的期望让人感到恐惧，导致我们质疑自己处事的能力。

我们生活在一个 24 小时不打烊的社会，在这个社会中我们被期望一直忙碌，从不停歇。如果我们不发推特，更新我们的脸书状态，或者不及时在 Instagram 上传照片，我们永远不可能如此接近。这些都是无法抗拒的——当你走在路上去赴约的时候，你试图用 iPAD 发邮件，用手机打电话，听新闻。无论我们在哪里，我们都与外面更宽广的世界相连——无法逃离——而且它也改变了我们日常生活的走向。你不再仅仅是看电视节目了，你首先是在网上浏览一下关于它的评论，然后在你观看节目后，在推特上发表你对主演们的看法。

你睡觉前需要做的最后一件事是查看手机，这也是你第二天睁开眼做的第一件事。而且与以前相比，我们大多数人工作更久，更辛苦，努力让我们的工作和未来更有保障。我们从醒来的那一秒就不停地开始做多种工作，这使得我们几乎不可能让工作和生活保持平衡——此外，周围的人也提高了对我们的期望。

上面所有的事情意味着你甚至没有必要单独解决那些让你晚上睡不着、担忧和焦虑的具体事件——你每天需要处理的大量信息就像龙卷风一样席卷而来。有一套让自己冷静下来的方法是非常必要的，但是，如果你非常自然地躺上床，开始计划明天要做的事情，就会让你的身体和大脑重新活跃起来，你就难以入睡了。

大卫：屏幕上的生活

大卫从事广告业，这意味着待在网上是他工作的重要一部分——而且他还挺享受。他发现讨论一些想法，从陌生人那里得到反馈真的很有意思，而且有的时候，这些反馈可以看作是对他所做事情和想法的肯定。

他每天的生活从电脑开始，回了家也是盯着他的平板或手机。有人告诉他一天盯着屏幕的时间超过了 10 个小时，他很是吃惊——但这是真的。他沉溺于手中的平板、手机和网上生活——即使到晚上，他也不能关掉它们。他晚上醒来会想是否有人回复了他最新的状态，如果有，他需要马上回复他们。他的睡眠模式很糟糕，而一想到忽视这种生活则把他带入了恐慌。它分散了大卫的注意力，他不断告诉自己，这是他的职责所在。即使他的社交生活根本就不存在。

后来大卫的包在回家的路上被偷了，包里面装着他的平板和手机。他不仅对小偷感到极端的愤怒，而且也十分迷茫。如果有人找他有急事怎么办？如果他的西班牙客户给他发来邮件，而他没回怎么办？如果有人转发了他上一个笑话，或者问他问题了怎么办？

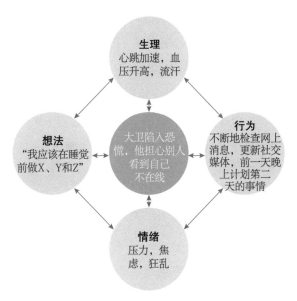

图 9.1 大卫的认知地图

当你承担这么多责任时，你似乎不可能关掉你的通讯设备。但是我们经常处在自己制造的幻想中。以大卫的情况为例：在他的包被偷之后，一晚上他都感觉漂泊无依，无所事事，甚至担心没有网络会对职业和社交生活带来不利的结果。早上他起得很早，吃完早饭就冲进办公室。然而，他上网后发现什么都没发生。他担心的邮件对方还没回，他错过的推特上的评论很平常，也没有人问他问题。他对自己的要求是一周 7 天、每天 24 小时在线，但是外部的要求根本不存在。意识到这一点，他卸下了一个很大的包袱。他不再忙得两脚不沾地，也不需要一直像个没头苍蝇一样。他开始设定自己的节奏，让自己慢下来——这种做法使得他的大脑和身体更容易入睡。

在接下来的几页中，我们将介绍一些已经尝试和检测过的方法，用以减少压力对睡眠的影响。

你的"关机"一览表

睡眠不好的最常见症状之一就是不能"关机"。通常，我们白天忙于工作，没有时间去想生活上的事情，如账单，购物，DIY，假期，约医生或者固定你的坏牙。这些都退居次要地位，但是当你一躺上床，它们就在你脑海中纷至沓来。你觉得需要分析今天一天所做的事情，然后想想明天需要做什么。这些想法会让你的身体兴奋，情绪低落，感到疲惫或焦虑。你把问题都揪了出来，试着解决它们，然后你就再也睡不着了。

为了防止这些想法，你需要确定一道界限，并且始终坚守界限。一种简单的方式是，学一些简单的压力管理策略让自己休息，这时你的休闲策略就派上用场了。

ⓢ 屏蔽社交媒体

记录你花在网上的时间。坐车的时候，由于很无聊，你很容易拿出手机玩。请停下来。给自己留出一定时间来屏蔽社交媒体，你不需要去检查一些不重要的更新消息（如哈利对电视节目的评论就不重要）。你可能对自己使用手机的频率感到惊讶，你甚至想都没想就会拿起它。当你考虑你想说点什么，或者想给别人留下什么样的印象时，你就会处在压力之下。早上关机一小时，晚上关机几小时（你的放松方法中最重要的一点）会让你的思维得到所需要的放松。把手机放在你伸手拿不到的地方——试着放到另一个房间，让自己暂时忘掉它。

⑤ 留点时间去反省

正如你的身体会习惯某些活动一样，你的思维也是如此。如果你经常躺在床上思考总结你的一天，那么以后你一躺下就会自动去做这件事。如果想要停止这种行为，那么你需要在躺下之前留出时间来反省。想一想都发生了什么、你感觉如何以及你有什么想法，这些都是很重要的。反省提供了看待事情的视角，使你视野更宽阔，并能澄清一些事情。基本上你是在整理自己的思路，给自己一次解决问题和继续前进的机会。你可以在白天去做这件事，而不是占用你晚上的睡觉时间，这样会让你注意力更加集中，减少疲劳，最重要的是，不会打扰到你的睡眠模式。

每天拿出 15 分钟（傍晚或者上床睡觉之前——即在开始你的休闲活动之前），你就可以集中注意力去想那些你原本在晚上想的事情。写一份清单，列出"要做的事情"，按重要性排序。确保把已经做完的事情划掉，这样你就更有动力。另外，写下三件你已经完成的事情或者已经发生的事情，以及你对它们的感受。将 15 分钟计划写在你的日记或手机上，形成正式规范，有利于你去坚持。

将事情写下来，会将你和事情分开，帮助你去理性地分析它们。不要逃避困难，而是要积极面对，这一想法会让你感到更冷静，压力更小。

把压力最小化

压力、焦虑和担忧喜欢同时来袭，留下一片混乱。

如果你感到有压力，害怕某件事会发生，担心自己无法处理它，这会让你几个小时都很焦虑。

思考：节省时间的长远之计

你可能觉得你太忙了，每天没法抽出15分钟去想一些杂事，但是毫无疑问，如果你一直担忧、焦虑，你浪费的时间更多。从长远来看，在一个固定的时间段按计划思考和评价你一天的工作，不仅节省你的时间，也会让你释放一些不必要的压力。此外，你需要意识到，你给自己腾出一点时间，不会对你影响很大——知道这点也会让你减轻一些压力。

下面是处理不同类型压力的一些策略：

Ⓢ 问题解决和"担忧时间"

我们已经讨论过与睡眠相关的担忧，因此，我们在这里要思考的是与生活相关的担忧。对工作的"假设"，对金钱、对朋友、对家庭和健康的"假设"都可能让你晚上亢奋不已，并且这些假设都与一些具体的问题或事情相关。

想要处理好这些"假设"，你就需要在白天单独拿出15分钟的"担忧时间"（另一个时间段）。就像上面的"反省时间"，你能用这15分钟来把事情分类。你可能会抗议："又拿15分钟出来——你疯了吗？"那么此时请忽视这个声音。退一步去想，如果你不做一些积极的事情来影响你的生活，情况会变得多么糟糕，而这一切就是因为你没给自己留点时间。在你意识到这种担忧是多么荒谬之后，你就能开始我们给你的任务了。

- 找一个不被打扰的安静地方，写下你最大的担忧，如"如果这个月不能还清账单怎么办？"或者"如果我被解雇了怎么办？"
- 问自己"这种担忧是真的吗？"如果答案是"不是"，那么从你的清单里划掉。为什么要浪费这么有价值的时间去担心不会发生的事情？然而，如果答案是"是"，那么就到下一个步骤……

- 你能做点什么呢？例如，如果你担心这个月还不清账单，你是否可以给公司打个电话，申请一下分期？你能做个预算，准确了解一下收入和支出吗？你能打电话向银行问一下建议吗？你能打电话给家里人借点钱吗？

- 选一个最好的方法，或者选一个你觉得最有信心去实施的方法，然后把它分成几个小步骤，例如"在上午9点给公司打电话，询问付款方式，然后看看财务——收入和支出。计算一下月底自己账户有多少钱"。把这些都写下来，让这件事情看起来不那么可怕。给自己安排一个具体的时间来做这件事，这样会鼓励你开始行动，而不是把它拖到第二天。

- 接下来，记下所有可能妨碍你实施的因素，例如，"如果公司没有分期这一选择怎么办？"那么好好想想怎么解决。这个月你是否有东西可以不买，这样你就有多余的钱付账单了。你是否能考虑其他可能，透支或者找家人做个短期借贷？

- 15 分钟结束后，回到你正在做的事情，不要再去担心。你一定要坚持你的计划，把那些担忧推迟到既定的时间。你现在有了一个计划，并将它付诸行动，因此，还停留在"如果怎么样"上就于事无补。如果你上床睡觉的时候开始想某件事情，提醒自己可以在下次的"担忧时间"再想。

- 如果你在白天想起任何有用的想法，不要放过它们，把它们写进你的笔记本，留待下个 15 分钟来处理。记下它们后，把注意力转回你要做的事情上。

记下解决问题的想法，这一过程会减轻问题的张力，让你感觉到事情是可控的。你可能发现你经常不需要"担忧时间"，推迟思考一些问题也非常有效，因为到那时你担心的一切问题可能已经得到解决。

⑤ 现在还不是时候

建立一套稳定的规则，当你躺在床上，消极思维再次出现在脑海里时，你需要告诉自己"现在还不是时候"。你的床是用来睡觉的，不是用来担忧的。就像你分配了一些时间给担忧，那么床上的时间就是你分配给睡眠的——而且这些时间不能重叠。

白天，无论你什么时候有压力或有担忧，告诉你自己你留出了"担忧时间"，然后立即回到你的工作中。一定要严格要求自己推迟这些担忧——不要让你的思维在有限的时空里游荡。不断地去思考那些带给你压力的事情会成为一种习惯，你要学会推迟这一过程，这样你就会形成一种新的、更健康的习惯。

温馨提示

√ 对抗白天的忧愁与压力，能阻止它们对睡眠的干扰。

√ 严格坚守白天和黑夜的界限——把担忧和压力放在一个固定时间处理。

√ 提前管理压力会自动减轻你感受到的压力强度。

10 | 睡眠：最后的阵地

你已经朝着正确的方向走出了很多，但是现在我们要让你的床与睡眠之间的关联变得更牢固，更简单。这就意味着要（可能会极其强烈）重组你的睡眠规则。为了重组睡眠规则，我们要调整你的生物钟，请准备好。

策略空间

现在你已是一个睡眠日记专家，你关于睡眠的消极思维已渐渐消失。我们相信你能处理好下一个步骤。本章的几个活动将帮助你强化卧室、床和睡眠之间的联系，这些内容与如何看待睡眠环境有关，因此在读本章之前你需要把前面的两章好好读一读。如果你有很严重的睡眠问题，那么本章对你来说是最重要的一章。这些技术已经被运用了 30 多年，在治疗失眠症的问题上，这些认知行为疗法的内容是最有效的。

在第 4 章，你了解了怎么处理那些与卧室和床相关的事宜（噪音、灯光过强，舒适度等等）。这应该使你与睡觉的地方重新建立了联系，但是还有很多事要做。我们的一些建议可能让你怀疑，但是对于有失眠症的人来说，这些都是治疗睡眠的关键部分。如果你认为你的睡眠问题很严重，而你正在进行的治疗很有效，那么继续你正在做的事情。如果你觉得有需要，那么就按照下面介绍的方法来做——这是疗法的高级阶段，如果有需要可以采用。

你对卧室和床的感觉取决于你在其中的经历，如果你是一个睡眠习惯好的人，你会把它们和睡眠关联起来——因此当你走进卧室，你就会想起睡觉，感到困意。这与你熟悉的其他空间一样。走进厨房，你会想起食物，或者喝的，想你是否饿了或者想要一杯咖啡。走进书房，你可能就会想起要做的工作。走进起居室，你可能就会想是否有好的电视节目可以看。当你睡眠不好时，你就会把卧室和消极想法、压力与醒着躺在床上关联起来。你的床会引起所有的消极联想，如疲劳、沮丧、愤怒和孤独。

为了良好的睡眠，你需要去改变这些消极关联。也许你已经做了一些，但是还不够，那么你需要采取一些激烈的行动了。

一点提示

注意，一旦你开始这个策略，你可能比以前感觉更疲劳，因此在驾车或操控一些重型机器时还是要小心一点。还有，如果你有一份危险的工作或者照顾别人的工作，最好避免睡眠限制。这是一个很难的策略，因此，如果你有任何顾虑，请告诉你的医生。有一位专家的支持会很有帮助。

⑤ 睡眠限制

这个策略听起来有点吓人，也是目前为止本书中最具挑战性的策略，但是它很有效。当你的睡眠模式长时间失序时，你才可以采用睡眠限制这一干预过程。它适用于有严重失眠症的人。尽管刚使用这个策略时你会很累，但它会增强你的睡眠动机，给你的生物钟一个必要的动力。如果你的睡眠时间少于所需要的 85%，那么这一策略就很必要。

你正在严肃地开始一项温柔的睡眠剥夺计划。当你有了困意，你就去睡觉，不要在被子里面翻来覆去或想一些可怕的事情。其中的要点是鼓励你一沾枕头就睡觉。但是这可能与你现在的情况相差十万八千里。这个策略就是帮助你重新设定睡眠时钟，让你能更快入睡，更少醒来，获得良好的睡眠。通过限定你待在床上的时间，你的身体就会有反应，然后你就会一夜好眠。它让你停止焦虑，不去想自己要去睡觉和晚上会发生点什么。当你做一些明确的事情来解决睡眠问题时，你会感觉相当好。你的床会变得很美好，而不是很糟糕。别担心，下面我们将介绍一种方法。

睡眠限制规则

下面的五条规则对成功实施睡眠限制都很重要。如果你跳过其中任何一条，睡眠限制这个策略都不会生效。

1. 床是用来睡觉和做爱的

不要在床上看电视，用电脑，吃东西，工作，付账单或者看书。

2. 有规律

设定闹铃，每天早上在同一时间响起。你可以允许自己周末多睡一个小时。

3. 你不能小憩——一点也不行

如果你白天小憩，你不仅削弱了睡眠的驱动力，而且会让你的身体混乱，在你应该睡觉的时候睡不着。而且，由于你睡觉的地方不是床上，你还可能弱化了睡眠与床的联系。

4. 感到困意就去床上睡觉

如果你不累，就不要睡。因为你睡不着，躺在床上感到沮丧，这会加重问题。你需要多加注意自己内在的睡眠线索。一定要警觉你的疲劳界限。

5. 如果你睡不着，就离开床

这很难，但是这是睡眠限制最关键的部分。如果你上床后睡不着或者醒来后难以入睡，那么就起床干点别的。如果你已经在床上躺了 15 分钟，但依然醒着，那么离开床，离开卧室（不要看表，

15 分钟只是一个大概估计，多或者少都没关系）。听起来挺痛苦，但是，这是保持你的床与睡眠之间关联的最有效方式。计划一下你起床后干点什么，这样你就有可能立即去干。例如，在起居室里看书。不要在任何一个房间开明亮的灯，因为这会破坏褪黑激素的分泌。坐在昏暗的灯光下，放松——当你累了就回去睡觉。

减少睡眠时间似乎有点不符合逻辑，但是这样做的依据是，你的身体也渴望把睡眠时间压缩在有限的时间内，这样你就能快速入睡。你需要把每天的睡眠时间都集中在一起，而不是在晚上时睡时醒。不要给自己留出太多醒着的时间，你需要把它转化为睡眠时间，满足自己的睡眠需求。重新设定你的生物钟，这样你的睡眠就又恢复了自动化。当你最终延长了你的床上睡眠时间，你的身体也就学会了立刻入睡，一夜好眠。这将是一次冲击，但是坦白说，你的身体也需要一次好的冲击。

1.一开始，你需要知道你现在每天晚上睡几个小时。根据你的睡眠日记，计算一下在过去的 10 天里（至少 10 天），你平均每天的睡眠量（即总时间除以 10）。也计算一下你真实的睡觉时间所占的百分比——（总的睡眠时间除以待在床上的总时间，最后乘以 100）。

- 请记住，睡眠限制只适用于那些睡眠时间不足所需时间的 85% 的人，限制时间应该不少于 4.5 个小时。如果你每天的睡眠少于 4.5 个小时，那么把 4.5 作为睡眠时间的底线，不能再少了。

2.下一步，根据你的睡眠量，设定一个睡觉时间和起床时间。确保自己平均一晚能睡 6 个小时。让你的起床时间和工作时间延后，例如，如果平常你的闹铃设在早上 7 点，你应该每天晚上 1 点睡觉。这样你就有 6 个小时的睡眠时间。如果你不困，就不需要一定在这个时间去睡觉，但是无论你多累，这都是你能去睡觉的最早时间。记住要遵循前面提到的五个睡眠限制规则：如果你不困，你不要睡觉。如果你晚上醒来，

15 分钟内不能再次入睡，那么起来干点别的。

3.有目的地延长你的休闲时间，使它能达到一个小时，确保在你新设定的睡眠时间前，你有充分的时间来休闲。

4.在进行这一任务的过程中，一定要坚持写日记。每一个周末计算你睡眠时间所占的百分比（例如，总睡眠时间除以待在床上的总时间，乘以 100）。

5.如果百分比大于等于 90%，那么你能把待在床上的时间增加 15 分钟（对需要睡 6 个小时来说，在增加 15 分钟之前，你需要每天至少睡 5 小时 24 分）。如果你这次能顺利增加 15 分钟，然后接下来一周又达到了 90% 以上，那么下周你再增加 15 分钟，一周一周来（一次增加的时间不要超过 15 分钟，因为你可能会打乱刚建立起来的新模式）。如果你能很好地保持这个频率，那么总有一天你会达到目标——即你真正需要的睡眠量。

无论从生理还是心理上来说，这个过程都很难，但是它会永久地调节你的睡眠。你越疲劳，上床后入睡越快，晚上就会睡得越好。而且你也能很好地处理白天的事宜——你的身体能做到。你之前躺在床上 9 个小时，但只睡了 6 个小时（67%），经过这个过程之后，现在你基本上能够睡 9 个小时了。

过程艰难，但效果明显。这种方法能让你获得真正需要的睡眠量，而不是你想要的睡眠量，而且，你的思维也会把床与睡眠联系在一起，而不是将之与忧愁和苦恼联系在一起。同时，请记住，一旦你开始了这个过程，你是在给予身体应该得到的睡眠。到你最终恢复了，你才会得到你需要的正常睡眠量——现在你只是给自己一个机会，延长你的睡眠时间。

你可能对这件旷日持久又不可思议的事存有戒心——我们对此并不感到惊讶。然而，你需要一直记录利弊。同时也记下你自己的想法：

利

- 我的睡眠会变得更自觉

- 我会一觉睡到天亮，中间不会醒来

- 我一上床就会睡着，不会醒着胡思乱想

- 因为我是有计划的，所以我不需要为睡眠担心

- 我躺在床上感到孤独的时间越来越少

- 我不再强迫自己去睡觉，而是渴望它

- 短暂的疼痛换来长期的效果

- 失眠症是很难战胜的，但是这个方法会有效

弊

- 一开始我会感到特别疲劳

- 在周末，我很难坚持这个计划

利明显大于弊，而且弊是可以控制的。在最开始的几天里你可能会感觉很疲劳，但是你的身体适应新方法后，一切就会变好。你在周末难以坚持，但是你可以通过在早晨做一些事去调整它（例如，散散步，从旁边商店买早餐，在咖啡馆喝杯咖啡或看本书），因此当你早点醒来时不会感到沮丧或者厌倦。你也不会因睡过头而破坏规则。

关注利的方面，让自己保持有动力，同时使用第 8
章中的表格来清除你现有的一些消极思维。如果你
某天晚上没能很好地执行这个计划，别担心，重新
阅读你为什么要这么做，第二天晚上重新投入行动。

保证你已与同住的人讨论过这个计划，因为当你的
计划进行到中期的时候，他们的支持是非常重要的。

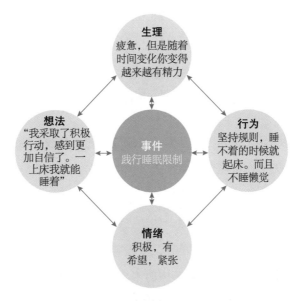

图 10.1　采取积极行动后的认知地图

温馨提示

√ 一感到疲惫就去睡觉，这会减少你不必要的苦恼。

√ 无论是在心理还是生理上，你需要把卧室、床与你的睡眠关联起来。

√ 睡眠限制是短时的痛，但能带来长时的收获。

后 记

祝贺你！希望你在读完最后一章时，你已经比最初拿起这本书时感到更加放松。

我们祈祷你正在形成和保持好的睡眠模式，你的睡眠同态调节器和生物钟一起保证了你能获得自己所需的睡眠。

你选择了采取行动，选择去治疗失眠。这是一件值得骄傲的事情。现在你已经知道了，你不能控制睡眠，但是你能控制如何应对它。如果事情慢慢变好，那么花点时间奖励自己，或者让其他人奖励自己，再或者找点别的庆祝方式。做出我们所建议的改变已经很难了，所以奖励自己很重要，保持动力，坚持你已经学到的东西（如果奖励是一个无忧无虑的假期，我们还有什么好迟疑）。

为了检测你做到了什么程度，请回答下列问题：

1.读完本书，你的睡眠如何？

 A 和以前一样，没变化

 B 好了一点——开始去想这个问题

 C 好了——有了改善

 D 惊奇——完全改变了

如果你选择 A，那么请确认你有没有认真地投入到这些策略中？你愿不愿意重新尝试它们？如果你仍然有困难，而且本书对你的帮助并没有达到预期效果，那么我建议你去找医生，他应该能为你提出进一步的治疗意见。本书后面会有一些有用的资源和网站。

如果你选了 B ~ D，那么我们为你欢呼，当你坚持把学到的东西付诸实践时，事情会变得越来越好。

2.你觉得书中哪些技巧和策略最有用？确保自己把它们融入到日常生活中，让它们成为第二习性。

3. 每章后面列举的哪些温馨提示触动了你？把它们记下来，写进日记里。每一次，当你需要鼓励自己的时候就翻一翻，这样你就更有动力了。

4. 你有什么样的支持来帮助你坚持所学？如果你还没有告诉家人和朋友你正在做的事情，那么现在就考虑告诉他们。他们的鼓励是无价，会给你动力——把事情坦白，这样做会让你把问题看得更清楚或以不同视角看问题。它可能还会让你看到事情好玩的一面。调侃自己，这会点燃你的情绪，让你感觉更轻松，更快乐，更有能力去应对。

5. 将来有哪些事情可能阻碍你，让你无法坚持下去？把它们记下来，想想可以解决的方法。

6. 想想你自己是否真地给了自己这个机会。如果你给了，那么这是明智的。如果你没有，问问自己为什么。如果你没有解决你的睡眠问题，它们会继续骚扰你。积极地去应对失眠会让自己感觉更好。试一试不会损失什么。

7.你的房间现在只用来睡觉和做爱吗？如果不是，将来你会不会这样？

8.你是否把你的休闲和放松策略付诸实践，如果已经实践了，那是否有效？当你的睡眠得到改善时，你是否会继续使用它们？即使当一切变好了，你也不应该放弃你所做的积极改变——晚上不再喝咖啡和工作，不然这些小毛病又会把你的失眠召回来。

9.重新阅读第2章的症状表。你是否有些变好了？

10.你什么时候改变了对睡眠的想法？

     A 我已经改变了   D 下周

     B 今天   E 明年

     C 明天   F 我不关心

这些问题没有正确答案。它只是用来评估你现在的感觉，以及你是否有需要特别注意的地方。现在，你有工具去改善你的睡眠模式——你怎么使用由你自己决定。本书最基本的一点是，让你意识到你可以选择。如果你很乐于做出改变，那么我们为你高兴。改变很难，但是会有回报的。而且改变确实很有效。

如果你对书中的一些章节还不太理解，那么请重新阅读，再试一次，提醒自己打算做什么，为什么这么做。改变你的行为和想法确实非常难，尤其是那些已经养成了多年的习惯。然而，改变是有可能的。通常来说，考虑做不同的事情是最难的一步——而你现在已经度过这个阶段了。别给自己压力，想要一夜就做出彻底改变是不可能的。你不可能在几周内从每晚睡 3 个小时变到每晚睡 8 个小时。这些改变需要时间，也值得花时间。一个月、半年或一年以后重读这本书，看看自己这个时候的感觉有什么不同，更新自己的想法。经常翻阅自己的日记。看看自己都做了什么，这真的很激励人，而且这也可以提醒你以前用过的哪些小策略更有效。

现在你可能已经睡得更好，那么你可以为将来做计划了。你可以设定目标，给自己一个方向。挑选一些你觉得自己能坚持的事情——也许是学习如何放松或者怎样管理压力。在下一个月，关注其他相关策略，更新你的睡眠日记，记录任何新的改变。一个月后（记得在日记中标出一个特定时间，使它很"正式"）评估一下自己取得的成绩，评估一下自己是否需要做出更多改变。记住：小的调整累积起来会有大的改变。

改变可能是挺惊人的，本书中的一切内容都是用来改进你的睡眠，以及你的思维和对睡眠的感受。这绝对是件好事！祝一切好运，记住，你不孤独，你可以睡得很好。

延伸阅读

Colin Espie, Overcoming Insomnia and Sleep Problems
(London, Constable & Robinson, 2006)

Michael Perlis, Mark Aloia and Brett Kuhn, Behavioral
Treatments for Sleep Disorders (London, Elsevier,
2011)

Dennis Greenberg and Christine Padesky, Mind over
Mood : A Cognitive Treatment Manual for Clients (New
York, Guilford Press, 1995)

有用的网站

MIND, The National Association for Mental Health : www.mind.org.uk

Time to Chang : www.time-to-change.org.uk

The Sleep Council : www.sleepcouncil.org.uk

The Perfect Sleep Environment : www.perfectsleepenviroment.org.uk

The British Snoring and Sleeping Apnoea Association : www.britishsnoring.co.uk

The British Sleep Society : www.sleepsociety.org.uk

Moodjuice-Sleep Problems : www.moodjuice.scot.nhs.uk/sleepproblems.asp

The Centre for Clinical Interventions : www.cci.health.wa.gov.au/resources

The Mental Health Foundation : www.mentalhealth.org.uk

The American Mental Health Foundation : americanmentalhealthfoundation.org

The Beck Institute : www.beckinstitute.org

Cruse Bereavement Care : www.cruse.org.uk

Relate : www.relate.org.uk/home/index.htlm

Frank : friendly confidential drugs advice : www.

talktofrank.com

Alcohol Concern : www.alcoholconcern.orguk

The British Psychological Society : www.bps.org.uk

The British Association for Behavioral & Cognitive

Psychotherapy : www.babcp.com

Samaritans : www.samaritans.org

致 谢

感谢相信这套书的人们，是他们促使我写成了这套丛书。非常感谢我们可爱的家人，尤其是 Ben，Jack，Max 和 Edie。同时也感谢我们的经销商 Jane Graham Maw，他给了我很好的建议，编辑 Kerry Enzor 为这套书付出了极大的热情，Peggy Sadler 为我们设计了封面。Jessamy 还想感谢那些启发过她、支持她和激励她的心理学家、健康专家和病人。